AF231359

TRAITÉ

DES

DYSPEPSIES

Paris. — Imprimerie de L. MARTINET, rue Mignon, 2.

TRAITÉ

DES

DYSPEPSIES

OU

ÉTUDE PRATIQUE DE CES AFFECTIONS

BASÉE SUR LES DONNÉES DE LA PHYSIOLOGIE EXPÉRIMENTALE

ET DE L'OBSERVATION CLINIQUE

PAR

Aug. NONAT

MÉDECIN DE LA CHARITÉ

Agrégé libre de la Faculté de médecine de Paris,
Chevalier de la Légion d'honneur, membre de la Société médicale des hôpitaux,
de la Société de médecine de la Seine,
de la Société médicale d'émulation, etc.

PARIS

ADRIEN DELAHAYE, LIBRAIRE-ÉDITEUR

PLACE DE L'ÉCOLE-DE-MÉDECINE

1862

PRÉFACE.

Grâce aux belles recherches et aux découvertes importantes de Leuret et Lassaigne, de Tiedemann et Gmelin, de Dutrochet, de Bouchardat et Sandras, de MM. Mialhe, Blondlot, Claude Bernard, Frerichs, Lehmann, Colin et L. Corvisart, l'étude des fonctions digestives, déjà éclairée par les immortels travaux de Spallanzani et de Réaumur, a accompli, dans ces dernières années, d'immenses et solides progrès. Aussi peut-on affirmer que c'est, sans contredit, la partie la plus avancée de la physiologie et celle qui repose sur les bases les mieux établies.

La physiologie ne doit pas être pour le médecin uniquement un objet de vaine curiosité, une sorte de contemplation stérile des actes multiples qui se produisent au sein de l'organisme. Pour lui, l'étude des fonctions doit surtout servir à l'étude des maladies, à l'intelligence et à l'explication des faits cliniques. Le praticien doit demander, autant que possible, à la physiologie, l'interprétation des phénomènes pathologiques, le secret de leurs causes, de leur origine, de leur évolution, de leur développement, de leur expression fonctionnelle et de leurs retentissements sympathiques. C'est encore la physiologie bien interrogée qui, en éclairant le pathologiste sur les divers éléments de la maladie, peut lui fournir les indications thérapeutiques les plus rationnelles et le guider sûrement dans le choix de la médication la plus convenable.

Les actes digestifs, en raison de leur caractère mixte participant à la fois des phénomènes vitaux et des phénomènes de l'ordre physique, semblent se prêter plus particulièrement à cette application féconde des notions physiologiques à la pathologie. On peut affirmer, en effet, sans crainte d'être taxé d'exagération, de mécanicisme ou de chimiatrie, que la digestion se compose d'une série d'opérations mécaniques et de réactions chimiques, s'accomplissant, il est vrai, non pas dans des vases inertes, comme dans nos laboratoires, mais dans des vases vivants et sensibles, sous l'influence des forces qui dirigent, gouvernent et entretiennent toutes les fonctions organiques. Ces actes étant bien connus, ces phénomènes bien déterminés, on comprend qu'il devienne, partant, plus facile de saisir les troubles, les modifications qu'ils subissent sous l'empire de la maladie. A son tour, la notion exacte de ce rapport entre l'état de santé et l'état morbide va devenir une source d'indications utiles et un guide précieux pour la thérapeutique.

Tels sont les principes qui n'ont cessé de me conduirc, depuis plusieurs années, dans l'étude clinique de l'indigestion et de la dyspepsie. En livrant au public médical le résultat de mes recherches, je n'ai eu d'autre but que de mettre au niveau de la science une question de pathologie supérieurement traitée par d'illustres devanciers, et notamment par Chomel, mais que les progrès de la physiologie expérimentale exigeaient de voir envisagée et résolue dans un sens plus conforme à l'état actuel de nos connaissances.

Avant d'aborder l'histoire de l'indigestion et de la dyspepsie, j'ai cru qu'il serait utile de rappeler sommairement les phénomènes les plus importants du travail digestif, afin de mieux montrer comment la connaissance de la fonction peut servir de prélude et de guide à l'étude de la maladie.

On trouvera dans ce livre la description d'une forme de dyspepsie qu'on chercherait vainement dans les auteurs : je l'ai nommée dyspepsie *par irritation*. Peut-être cette dénomination soulèvera-t-elle quelques critiques ; j'avoue que j'en ferais volontiers l'abandon, si l'on m'en proposait une meilleure ; mais jusqu'à présent je n'en vois pas qui exprime mieux la lésion, la cause organique du trouble morbide que j'ai voulu décrire. Quant à ceux qui seraient tentés de voir là une sorte de retour timide vers les idées de Broussais, je les renvoie aux pages 73 et 188 du présent ouvrage ; j'espère que je serai pleinement justifié à leurs yeux par la description que je donne de cette variété de dyspepsie et par les principes qui m'ont dirigé dans son traitement.

J'ai accordé de très longs développements à la partie thérapeutique de ce travail; car, à mon avis, le principal objet que doive se proposer un auteur qui écrit sur une maladie, c'est de fixer le praticien sur les médications ou les remèdes qui peuvent le plus sûrement soulager ou guérir le malade.

J'aurais pu joindre à cet ouvrage des faits nombreux et détaillés, mais j'ai mieux aimé imiter la sobriété de Chomel, convaincu que ce genre de preuves est superflu dans un travail uniquement basé sur la double autorité expérimentale de la physiologie et de la clinique, et ne renfermant d'ailleurs que des assertions qui peuvent être aisément contrôlées par l'observation de tous les jours.

Paris, le 15 janvier 1862.

TRAITÉ
DES DYSPEPSIES

PROLÉGOMÈNES.

EXPOSÉ SOMMAIRE DE LA PHYSIOLOGIE DE L'APPAREIL DIGESTIF.

Des aliments, des condiments et des boissons.

L'homme est omnivore, c'est-à-dire qu'il fait usage d'une nourriture mixte, composée de substances *organiques* empruntées au règne animal et au règne végétal, et de substances *inorganiques* tirées du règne minéral.

Les substances alimentaires organiques, ou aliments proprement dits, sont des corps très complexes, formés d'éléments divers, mais réductibles en un certain nombre de principes communs, qu'on retrouve dans tous les aliments de même genre, qui en constituent la partie essentielle, fondamentale, et sur lesquels les sucs digestifs agissent d'une manière identique : on les nomme *principes immédiats.*

Les principes immédiats, selon qu'ils contiennent

de l'azote ou qu'ils n'en contiennent pas, sont distingués en principes immédiats *azotés* et en principes immédiats *non azotés*.

A. Les principes azotés d'origine animale, nommés encore *albuminoïdes*, sont : la *fibrine*, l'*albumine*, la *caséine*, la *gélatine*, la *chondrine*, la *créatine*, la *créatinine*, l'*acide inosique* ou *osmazôme*.

Les principes azotés d'origine végétale sont : la *fibrine végétale* ou *gluten*, l'*albumine végétale* et la *caséine végétale*.

B. Les principes immédiats non azotés d'origine animale sont : la *graisse*, le *beurre*, le *sucre de lait*, le *miel*, etc.

Les principes immédiats non azotés d'origine végétale sont : l'*amidon* ou *fécule*, la *dextrine*, le *sucre*, la *gomme*, la *pectine* et l'*huile*.

Quant au règne minéral, il fournit à l'homme le *sel de cuisine*, qui, par son importance, mérite une place à part entre les aliments proprement dits et les condiments : il est moins que les premiers, mais il est plus que les seconds.

Les condiments sont destinés à assaisonner les aliments, à en modifier la saveur, à les rendre plus agréables au goût, à éveiller l'appétit et à favoriser la digestion. Les condiments les plus usuels sont : le sel, le poivre, la moutarde, le vinaigre, la cannelle, le piment, le gingembre, le clou de girofle, la muscade, la vanille, la truffe, l'ail, le persil, le cerfeuil, etc.

Les boissons remplissent dans l'économie un double but. Elles favorisent le travail digestif, soit en aidant à la dissolution des aliments, soit en excitant les sécrétions des différents sucs. En second lieu, elles servent à la réparation des tissus et des humeurs. J'en parlerai plus longuement en traitant de la digestion des liquides (page 9).

Digestion des aliments solides.

Les aliments, introduits dans la bouche, y subissent la double opération de la *mastication* et de l'*insalivation*. Ils sont broyés et divisés à l'infini par les dents, imprégnés de salive, brassés par les mouvements continuels de la langue et des joues, de manière à former une masse molle, une sorte de bouillie épaisse ou de pâtée, connue sous le nom de *bol alimentaire*, et emportée par la déglutition à travers le pharynx et l'œsophage jusque dans l'estomac.

La salive remplit un rôle complexe. Elle n'a pas seulement pour but d'humecter les aliments et d'en rendre la déglutition plus facile; elle en dissout aussi certaines parties, et elle agit chimiquement sur les principes féculents, qu'elle transforme d'abord en dextrine, puis en glycose.

Cette transformation est le résultat d'une véritable fermentation, due à la présence de la *ptyaline* ou *diastase* salivaire, matière organique azotée, découverte dans la salive par Berzelius et fort analogue à la diastase qu'on extrait de l'orge germée.

Lassaigne le premier, M. Cl. Bernard ensuite, ont démontré que la salive parotidienne est la plus riche en ptyaline, et que c'est principalement à cette salive qu'appartient le pouvoir de convertir l'amidon en sucre.

La salive des glandes sublinguales et des glandes sous-maxillaires, en raison de son extrême viscosité, aurait surtout pour objet de faciliter le glissement du bol alimentaire dans l'acte de la déglutition.

Parvenu dans l'estomac, le bol alimentaire, agissant à la manière d'un corps étranger sur les parois de l'organe, y produit ce que je nommerai volontiers une *irritation physiologique.* La contractilité de la tunique musculaire entre en jeu ; la circulation locale acquiert un haut degré d'activité : les artères voisines battent avec force ; les capillaires se gorgent de sang ; la muqueuse se gonfle, se tuméfie, se congestionne ; et de cette hypérémie active, de ce surcroît d'énergie circulatoire résulte une abondante sécrétion des sucs élaborés par les glandules dont est criblée la membrane interne de l'estomac. Le *suc gastrique*, produit de la sécrétion de cet immense réseau glandulaire, agit sur les aliments par la *pepsine* et par l'*acide lactique* qu'il contient.

La pepsine, comme la ptyaline, agit à la manière d'un ferment, par action de contact ou par action catalytique ; elle dissout les matières albuminoïdes sans se combiner avec elles, et les transforme en une substance isomérique, propre à être absorbée, que M. Lehmann appelle *peptone* et que M. Mialhe nomme *albuminose*.

De nombreuses expériences, consistant en des *digestions artificielles*, ont mis hors de doute ce pouvoir de la pepsine ; elles ont prouvé, en outre, que la pepsine *seule* est inerte et qu'elle a besoin, pour agir, d'être associée à un *acide libre*. C'est pourquoi le suc gastrique renferme de l'acide lactique.

Le suc gastrique, ou pour mieux dire la pepsine, n'exerce aucune action spéciale ni sur les corps gras, ni sur les principes féculents ; mais son contact prolongé avec le sucre donne lieu à une fermentation d'où résulte la production d'acide acétique et d'acide lactique.

Pendant tout le temps que les aliments séjournent dans l'estomac, ce viscère exécute des mouvements péristaltiques, des contractions vermiculaires, qui ont pour effet d'exprimer, pour ainsi dire, le suc gastrique de ses glandules, de faire subir à la pâte chymeuse une sorte de révolution continuelle qui expose successivement tous les points de sa surface au contact du suc gastrique, et finalement de pousser vers l'orifice pylorique les portions d'aliments destinées à franchir cet orifice.

L'estomac est surtout un organe de sécrétion :

aussi l'absorption y est-elle peu active. Cependant la tunique interne, au moment du travail de la digestion, absorbe l'eau, l'alcool, les substances salines, la glycose et une certaine proportion de matières albuminoïdes dissoutes par le suc gastrique.

Les portions de chyme non absorbées passent successivement, et couches par couches, de la cavité de l'estomac dans le duodénum, à travers l'orifice pylorique qui s'ouvre pour leur livrer passage.

Dans le duodénum, les aliments rencontrent deux liquides nouveaux : le *suc pancréatique* et la *bile*.

Sous l'influence du suc pancréatique, les matières grasses sont promptement émulsionnées, comme l'ont si bien établi les belles expériences de M. Cl. Bernard. Ce fluide, qui se rapproche à tant d'égards du produit de sécrétion des glandes salivaires, exerce aussi sur la fécule une action analogue à celle de la salive (Bouchardat, Sandras et Lenz) : au contact du suc pancréatique, les aliments amylacés qui ont échappé à l'action de la salive sont transformés en dextrine et en glycose.

Des expériences faites récemment par M. Corvisart (1857-1860), mais qui me paraissent avoir besoin de confirmation, tendent à prouver que le suc pancréatique exerce encore sur les substances azotées une influence digestive aussi puissante que le suc gastrique lui-même. Suivant ce physiologiste, le pancréas serait, en quelque sorte, un organe supplémentaire dont le produit de sécrétion agirait sur la partie des matières albuminoïdes qui franchissent le pylore sans avoir été transformées dans l'estomac. Cette action du suc pancréatique serait due à l'intervention d'un ferment nommé *pancréatine*, analogue à la pepsine, et qui, comme ce dernier agent, convertirait les substances azotées en peptone ou albuminose.

M. Corvisart ajoute que la pepsine et la pancréatine s'entre-détruisent, et que le suc pancréatique et le suc gastrique se rencontrant *à l'état pur*, se neutralisent l'un l'autre. (*Mémoire sur une fonction peu connue du pancréas, la digestion des aliments azotés.*)

Quant à la bile, elle possède, comme le suc pancréatique, mais à un bien moindre degré, la propriété d'émulsionner les matières grasses. Elle est sans action sur les féculents. Suivant Pappenheim, elle anéantit l'activité du suc gastrique.

La bile joue un rôle important dans l'acte de la défécation ; elle est destinée à favoriser l'expulsion des matières fécales et à les entretenir dans un état de fluidité et de mollesse très utile à l'accomplissement de cette fonction. On sait, en effet, que la suppression de la sécrétion biliaire entraîne la constipation, et que les matières fécales sont décolorées chez les ictériques.

Un autre liquide, le *suc intestinal*, exhalé par l'appareil glandulaire de la muqueuse de l'intestin, paraît jouir de la double faculté d'émulsionner les matières

grasses (Frerichs, Lenz, Colin et Bérard) et de transformer la fécule en dextrine et en glycose (Frerichs).

Il est inutile de faire remarquer que ces sucs ne sont
point isolés dans le canal digestif, et que, par conséquent, leur action s'exerce d'une manière collective et
simultanée.

Après avoir subi ces diverses élaborations, la masse
alimentaire parcourt successivement toute la longueur
de l'intestin, dont les contractions péristaltiques favorisent ce transport, et, chemin faisant, elle se sépare
en deux parties :

1° L'une est absorbée, soit par les vaisseaux chylifères, soit par les vaisseaux veineux. Les expériences
de M. Ségalas et celles que j'ai faites sur le même sujet
démontrent que les chylifères, comme leur nom l'indique, sont chargés à peu près exclusivement de l'absorption du chyle, c'est-à-dire du produit de la digestion des graisses et des matières albuminoïdes; et que
les vaisseaux veineux absorbent l'eau, les boissons, les
matières sucrées, les substances médicamenteuses et
toxiques.

2° L'autre portion de la masse alimentaire, appelée
résidu de la digestion, renferme toutes les substances
réfractaires à l'acte digestif et toutes celles qui ont
échappé à l'absorption. Ce résidu devient de plus en
plus ferme, solide et consistant, à mesure qu'il che-
mine dans le gros intestin, d'où il est finalement ex-
pulsé par l'acte de la *défécation*.

Digestion des liquides.

Les liquides que nous ingérons, soit à jeun, soit pendant nos repas, sont : 1° l'*eau*, tantôt pure, tantôt tenant en dissolution ou en suspension du sucre, des substances aromatiques (café, thé, etc.) ; 2° le *vin* et les *liqueurs alcooliques* (eau-de-vie, rhum, et leurs dérivés) ; 3° le *bouillon*, que l'on peut considérer comme de l'eau chargée des principes solubles de la viande ; 4° le *lait*, qui n'est, chimiquement parlant, que de l'eau tenant en dissolution ou en suspension de la caséine, des matières grasses, du sucre et des sels.

Au point de vue de l'acte digestif, Magendie a distingué les boissons (ou aliments liquides) en deux variétés : 1° celles qui ne forment point de chyme ; 2° celles qui sont chymifiées en tout ou en partie.

A la première classe appartiennent l'eau pure, l'alcool très étendu, les acides végétaux, etc.; à la seconde, le lait et le bouillon.

L'eau peut être considérée comme la base de toutes les boissons.

Prise à jeun, elle est absorbée par les vaisseaux veineux, soit dans l'estomac, soit dans les intestins, sans subir aucune altération.

Bue au moment du repas, elle se mélange dans l'estomac avec les aliments ingérés, elle pénètre la masse alimentaire, elle l'imbibe, elle dissout certains de ses éléments, et, de cette manière, elle contribue, de concert avec les sucs digestifs, à la confection du chyme, et elle favorise les phénomènes de l'absorption.

Pour remplir ces différentes conditions, il est nécessaire que l'eau soit *potable*, c'est-à-dire qu'elle possède certaines propriétés physiques et chimiques déterminées. Ainsi, l'eau doit être suffisamment aérée, et tenir en dissolution, dans des proportions convenables, des chlorures, des sulfates et des carbonates alcalins. L'eau qui possède ces qualités est dite *légère ;* elle exerce sur les parois de l'estomac une action faiblement excitante qui provoque la sécrétion du suc gastrique et qui est essentiellement propre à activer l'absorption.

L'eau privée d'air et séléniteuse est *lourde ;* elle distend les parois de l'estomac sans les exciter, séjourne un temps plus ou moins long dans ce viscère, en occasionnant un sentiment de gêne et de pesanteur, qui ne cesse quelquefois que par le vomissement.

Les autres boissons dont l'homme fait usage, le vin, les liqueurs alcooliques, la bière, le cidre, le poiré, etc., peuvent être considérées comme de l'eau tenant en suspension ou en dissolution divers principes, tels que l'alcool, le sucre, l'acide tannique, différents sels (tartrates de potasse et de soude, etc.) et des matières colorantes.

Ces boissons, prises à doses modérées, sont regardées à juste titre comme des auxiliaires utiles à la digestion. Elles n'ajoutent rien, ainsi que le croient quelques personnes, au pouvoir dissolvant de l'eau ou des sucs digestifs; mais, en général, elles stimulent puissamment l'activité digestive, tant par leur action locale sur la muqueuse gastrique que par leur action générale, par leur influence sur le système nerveux.

Les boissons alcooliques subissent dans l'estomac un certain degré de fermentation qui en transforme une minime portion en acide acétique; mais la plus grande partie de ces liquides est absorbée en nature.

Quant aux liquides chymifiables, comme le bouillon et le lait, leur digestion est complexe aussi bien que leur composition, et chacun de leurs éléments constituants subit l'élaboration qui lui convient. Les substances albuminoïdes du lait et du bouillon sont attaquées par le suc gastrique et converties en albuminose; les substances grasses sont émulsionnées dans le duodénum par le suc pancréatique; enfin l'eau et les sels qu'elle tient en dissolution sont absorbés par les veines, soit dans l'estomac, soit dans l'intestin grêle.

Digestibilité des aliments.

Les aliments (et nous voulons parler ici des aliments composés) qui se digèrent le mieux sont ceux que les sucs digestifs transforment et dissolvent le plus vite et dont l'absorption s'empare le plus facilement; en d'autres termes, ce sont ceux qui offrent le moins de matériaux réfractaires à la digestion. On peut, sous ce rapport, les ranger dans l'ordre suivant : 1° les fécules; 2° le lait; 3° les œufs; 4° les viandes blanches; 5° les viandes noires; 6° les substances mucilagineuses ou gélatineuses (les gelées de viande, tête de veau, pied de veau et de mouton); 7° les matières grasses (beurre, huiles, graisse, etc.); 8° les tissus celluleux ou cellulo-fibreux (tissu cellulaire, aponévroses, tendons); 9° la gélatine des os; 10° les fruits; 11° les légumes herbacés (chicorée, épinards, oseille, asperges, artichauts); 12° les racines (radis, navets, salsifis, carottes, betteraves).

Influence de la préparation culinaire sur la digestibilité des aliments. — Pour rendre les aliments composés plus agréables au goût et plus faciles à digérer, on leur fait subir différentes préparations qui s'obtiennent à l'aide de la *coction* et de l'*assaisonnement.*

La coction a pour but de ramollir les aliments, de leur enlever certains principes, et de leur faire subir un commencement de digestion.

La coction se pratique de différentes manières, suivant que les viandes sont *bouillies, rôties* ou *grillées,* et *cuites* dans leur jus.

Les viandes noires sont plus faciles à digérer quand

elles sont rôties, grillées ou cuites dans leur jus, que lorsqu'elles sont bouillies; les viandes blanches, au contraire, se digèrent plus facilement quand elles sont bouillies, que lorsqu'elles sont soumises à un autre mode de coction.

Le degré et le procédé de coction exercent une grande influence sur la digestibilité des aliments.

Les viandes bouillies ou cuites dans leur jus sont d'autant plus faciles à digérer qu'elles ont subi une coction plus lente et plus prolongée.

Le degré de coction pour les viandes rôties ou grillées varie suivant qu'elles sont rouges ou blanches. Les viandes rouges doivent être peu cuites, souvent même *saignantes;* les viandes blanches doivent être cuites davantage.

Les œufs, pour être faciles à digérer, demandent à être peu cuits. Aussi, les œufs à la coque sont-ils d'une digestion plus facile que les œufs durs, les œufs sur le plat et l'omelette.

Les légumes ne se digèrent bien qu'à la condition d'être soumis à une coction prolongée.

Les fruits se mangent souvent à l'état de crudité; mais ils se digèrent mieux quand ils ont été ramollis et amenés, en quelque sorte, à leur plus haut degré de maturité par la coction.

On peut donc dire, en résumé et d'une manière générale, que tout mode de coction qui a pour effet de rendre les aliments plus mous et plus tendres en rend aussi la digestion plus facile ; et que tout mode de coction qui donne aux aliments plus de consistance et plus de dureté en rend la digestion plus difficile.

Rien n'est variable comme les assaisonnements que l'art culinaire fait subir aux aliments. Mais, laissant de côté tous les raffinements qu'il a plu aux gastronomes d'imaginer, et envisageant la question au point de vue exclusivement médical, je me bornerai à dire que les assaisonnements vraiment utiles, les seuls nécessaires, sont ceux qui ont pour but d'éveiller l'appétit et de favoriser le travail digestif, en excitant la sécrétion des sucs et la contraction des viscères. Tous les autres assaisonnements doivent être proscrits par une sage hygiène comme superflus ou comme nuisibles.

Il est des aliments qui n'ont besoin d'aucun assaisonnement ; ils renferment en eux assez de principes excitants pour être aisément digérés : telles sont les viandes rouges, surtout lorsqu'elles sont grillées ou rôties.

D'autres réclament, au contraire, des assaisonnements plus ou moins complexes et plus ou moins forts, afin d'en relever le goût ou d'en rendre la digestion plus facile. De ce nombre sont les viandes blanches et les légumes herbacés.

Autant un assaisonnement convenable est utile au travail digestif, autant un assaisonnement mal accommodé ou trop compliqué peut devenir nuisible à l'accomplissement régulier de cette fonction. Je ne connais rien d'indigeste et de malsain comme les sauces dans lesquelles on noie certains mets. Les assaisonnements les plus simples sont les meilleurs; et les aliments qui se digèrent le mieux sont ceux qu'on peut manger sans aucun accommodement et dans la forme la plus voisine de leur état naturel, de leur état élémentaire. Tout le monde sait, en effet, que les viandes les plus faciles à digérer sont les viandes rôties ou grillées, sans aucun autre apprêt.

Influence du système nerveux sur la digestion.

Je n'ai pas besoin de m'étendre sur le rôle que joue le système nerveux dans les fonctions digestives. Il me suffira de rappeler, très sommairement, ce que des expériences nombreuses ont mis hors de doute, à savoir, l'influence des nerfs pneumogastriques et du grand sympathique sur les phénomènes mécaniques et chimiques de la digestion, et les modifications variées qui s'opèrent dans les mouvements, dans la circulation et dans les sécrétions de l'estomac et des intestins, suivant qu'on pratique la section de ces nerfs ou qu'on agit sur eux en les irritant.

Et ce ne sont pas seulement les expériences pratiquées directement sur le pneumogastrique et sur le grand sympathique qui démontrent clairement cette influence. Elle est prouvée d'une manière non moins péremptoire, à mes yeux, par des expériences d'une autre nature, celles qui consistent à pratiquer sur des animaux vivants l'ablation des lobes cérébraux.

En effet, chez plusieurs pigeons et une poule soumis à cette mutilation, j'ai toujours observé un ralentissement dans le travail digestif, un séjour plus prolongé des aliments dans le jabot, puis des digestions imparfaites, un amaigrissement progressif, des troubles digestifs de plus en plus graves, le marasme et la mort.

En traitant de l'étiologie de la dyspepsie, je dirai combien de troubles digestifs sont provoqués par certaines affections des centres nerveux (congestion, apoplexie, etc.), par des émotions vives, par des chagrins prolongés, et par l'abus des travaux intellectuels, surtout immédiatement après les repas.

CHAPITRE PREMIER.

I. — Définition de la dyspepsie.

Pris dans le sens étymologique, le mot *dyspepsie* signifie *digestion difficile*, suivant les uns, *digestion dépravée*, suivant les autres.

Dans tous les cas, la plupart des pathologistes s'accordent à considérer la dyspepsie comme une *névrose*, ne faisant intervenir ainsi qu'un seul élément dans la pathogénie des troubles morbides qui caractérisent cette affection. Cette manière d'envisager la dyspepsie m'a toujours paru un peu étroite, si je puis m'exprimer de la sorte, et impropre à rendre un compte satisfaisant de tous les faits.

Je m'explique.

La digestion est une des fonctions les plus complexes de la vie organique. Elle se compose, comme nous l'avons vu, d'une série de phénomènes s'accomplissant avec le concours des organes nombreux et variés dont l'ensemble constitue l'appareil digestif. A priori, il est difficile d'admettre que les troubles d'une fonction si compliquée, et à l'accomplissement de laquelle concourent un si grand nombre d'éléments anatomiques, reconnaissent toujours une origine identique, et soient constamment subordonnés à la même cause prochaine.

J'ai donc cru pouvoir étudier la dyspepsie à un autre point de vue, à un point de vue plus large, plus étendu, et qui aura l'avantage, je l'espère, d'embrasser autant qu'il est possible, dans l'état actuel de la science, tous les éléments de la question.

Pour arriver à ce but, j'ai pensé qu'il convenait de refaire, pour ainsi dire, la physiologie pathologique de la dyspepsie, et d'étudier une à une les diverses causes fonctionnelles qui peuvent porter un degré quelconque de perturbation dans le travail digestif.

II. — Variétés.

La dyspepsie, comme la plupart des autres affections, revêt tantôt la forme *aiguë*, tantôt la forme *chronique*.

La dyspepsie aiguë se nomme encore *dyspepsie accidentelle*, ou *indigestion*. La dyspepsie chronique est la *dyspepsie habituelle*, ou dyspepsie proprement dite.

Sous le rapport du siége, la dyspepsie, soit aiguë, soit chronique, se distingue en *dyspepsie stomacale* ou *gastrique* et *dyspepsie intestinale*.

Considérée dans son origine, elle se divise en dyspepsie *idiopathique* ou *essentielle*, dyspepsie *symptomatique*, et dyspepsie *sympathique*.

Les dyspepsies symptomatiques et les dyspepsies sympathiques ne sont pas, à proprement parler, des maladies ; ce ne sont que des symptômes appartenant tantôt à une lésion organique du tube digestif ou de ses annexes (cancer, ramollissement, inflammation, etc.), tantôt à l'altération de quelque organe éloigné. Je n'ai donc pas à m'en occuper ici.

Je ne parlerai que de la *dyspepsie idiopathique*, et accidentellement, d'une variété peu connue, de la dyspepsie sympathique, je veux dire celle qui accompagne si fréquemment les maladies de l'utérus et de ses annexes.

CHAPITRE II.

ÉTIOLOGIE ET PATHOGÉNIE DE LA DYSPEPSIE GASTRIQUE ET DE LA DYSPEPSIE INTESTINALE.

I. — Causes déterminantes.

Il faut chercher les causes déterminantes de la dyspepsie idiopathique, principalement dans l'alimentation et dans les conditions anatomiques ou physiologiques des organes digestifs.

A. — Influence de l'alimentation sur le développement de la dyspepsie.

Nous étudierons à part, et successivement, l'influence des aliments et celle des boissons.

1° Influence des aliments.

Les aliments peuvent devenir cause de dyspepsie par leur *quantité* ou par leurs *qualités*.

a. *Quantité*. — Il est une règle d'hygiène que l'on ne transgresse jamais sans préjudice pour l'intégrité des fonctions digestives : cette règle est de manger avec mesure, et de proportionner toujours la quantité des aliments au degré de la force digestive.

On doit éviter, avec le même soin, le double écueil de ne pas prendre assez d'aliments ou d'en prendre avec excès.

L'abstinence, la diète, quand elles ne sont point justifiées par l'état de maladie, occasionnent infailliblement à la longue les graves désordres de l'alimentation insuffisante et de l'inanition, si bien décrits par Chossat et sur lesquels je reviendrai plus loin.

Mais la frugalité est, plus rarement que l'intempérance, une cause de dyspepsie.

L'intempérance peut être accidentelle ou habituelle.

Dans l'un et dans l'autre cas, elle produit généralement l'indigestion ; mais nous verrons, dans la suite,

que ces deux formes d'indigestion sont un peu différentes.

b. *Qualités*.—Les aliments ont des qualités qui leur
sont propres et pour ainsi dire naturelles, et des qualités acquises, artificielles, qui leur sont communi-
quées par les diverses préparations auxquelles on les
soumet.

A propos de la digestibilité des aliments, j'ai dit
quels sont ceux qui se digèrent le plus difficilement,
c'est-à-dire ceux qui se montrent le plus réfractaires à
l'action des sucs et des organes digestifs. Je rappel-
lerai ici que les plus indigestes sont les aliments *herbacés*, c'est-à-dire les substances végétales les plus
riches en cellulose et en fibres ligneuses. On comprend, sans qu'il soit nécessaire de s'y étendre, que
ces aliments rendent les digestions longues, pénibles,
laborieuses, par le séjour prolongé qu'ils font dans les
viscères intestinaux, par l'irritation qu'ils déterminent autour d'eux, par la fatigue qui résulte d'efforts
répétés et stériles, et par l'épuisement qu'entraîne une
sécrétion surabondante de sucs impuissants à ramollir,
à modifier la substance alimentaire et à la rendre
absorbable.

Une bonne préparation culinaire a pour effet de
rendre les aliments d'une digestion plus facile et plus
prompte. Les aliments bien préparés, convenablement
accommodés, ont déjà subi un commencement de digestion. Mais, comme je l'ai dit plus haut (page 14),

autant une bonne préparation est utile, autant une préparation défectueuse est nuisible à l'accomplissement de l'acte digestif. Aussi est-ce un tort d'accommoder les mets avec des sauces lourdes, composées d'éléments fort disparates, et que l'estomac tolère très mal.

Les assaisonnements et les condiments exercent également une influence puissante sur la digestion.

Le sel, la saumure, le poivre, le vinaigre, les épices, dont le but est d'exercer sur les organes digestifs une action stimulante, excitatrice, peuvent, par l'abus qu'on en fait, dépasser les bornes d'une excitation physiologique, et produire une irritation morbide et une perturbation dans les phénomènes digestifs.

Nous signalerons enfin certains poissons, mollusques et crustacés, qui passent, à raison, pour être d'une digestion difficile : le thon, l'anguille, les moules, les écrevisses, le homard, etc.

2° Influence des boissons.

Les boissons, comme les aliments, peuvent devenir des causes de dyspepsie par leur quantité et leurs qualités.

a. *Quantité.* — Il faut boire pendant les repas. Les boissons facilitent l'acte digestif, en excitant faiblement la sécrétion de la salive, du suc gastrique et des autres fluides intestinaux, en délayant et même en dissolvant certains principes alimentaires.

Les personnes qui négligent de boire privent donc les organes digestifs d'un auxiliaire puissant, et s'exposent à rendre leurs digestions plus lentes et plus difficiles.

Celles qui boivent avec excès courent, pour des raisons différentes, tous les dangers d'une indigestion, ou même d'un état dyspeptique habituel, si elles ont coutume de se livrer à l'intempérance des boissons.

b. *Qualités.* — Les boissons déterminent assez souvent la dyspepsie par leurs qualités.

Les eaux lourdes, crues, séléniteuses; les eaux malsaines, impures, tenant en suspension ou en dissolution des matières étrangères ou des germes de putréfaction ; les eaux trop chaudes ou trop froides, l'ingestion de la neige ou de la glace, peuvent devenir autant de causes de dyspepsie, surtout si ces liquides sont pris pendant le travail même de la digestion.

Si les boissons excitantes, telles que les liquides acides, alcooliques ou chargés de certains gaz, jouissent de la propriété de favoriser les fonctions digestives, elles peuvent aussi, prises inopportunément ou avec excès, provoquer des troubles dans ces mêmes fonctions. La même remarque s'applique aux liqueurs fermentées.

L'usage du vin est incontestablement utile; l'excès qu'on en fait est généralement funeste à l'acte de la digestion. Les vins de mauvaise qualité, ou encore l'ingestion, dans un même repas, de plusieurs vins de provenance et de qualités différentes sont encore des causes de dyspepsie.

Les boissons mucilagineuses ou oléagineuses se digèrent difficilement; elles sont réfractaires à l'absorption, et déterminent, par leur séjour prolongé dans l'estomac, une sensation de gêne et de pesanteur que beaucoup de personnes connaissent.

Une alimentation trop succulente, trop riche, des boissons trop stimulantes, peuvent devenir des causes de dyspepsie par l'excitation exagérée et constante qu'elles entretiennent dans les organes digestifs.

Un régime trop uniforme et trop débilitant détermine des troubles digestifs pour des raisons différentes, en engendrant une véritable atonie des viscères intestinaux.

B. — Influence de la distribution et de l'intervalle des repas.

L'estomac a besoin de repos; aussi est-il nécessaire de régler convenablement la distribution des repas. Nos organes ne s'accommodent pas mieux de repas trop éloignés que de repas trop rapprochés.

Il est important d'en régler les heures de manière qu'une digestion n'empiète pas sur l'autre; sinon le travail digestif déjà commencé se trouble, s'interrompt, et il en résulte un grand malaise ou même une indigestion.

Si les repas sont trop éloignés, l'estomac souffre par suite de la privation des aliments, et il est presque toujours mal disposé pour l'élaboration du repas suivant. Alors la digestion est généralement très laborieuse : car, ou l'appétit est exagéré, et l'on mange trop promptement et avec excès ; ou bien l'appétit est diminué, et, quelque peu d'aliments que l'on prenne, l'état de souffrance de l'estomac fait qu'on digère mal.

Telles sont, d'une manière sommaire et générale, les causes les plus communes de la dyspepsie.

L'action accidentelle et passagère de ces causes provoque l'*indigestion*, ou *dyspepsie accidentelle* ; leur action continue ou longtemps répétée entraîne la *dyspepsie habituelle*.

C. — INFLUENCE DES CONDITIONS ORGANIQUES ET PHYSIOLOGIQUES SUR LE DÉVELOPPEMENT DE LA DYSPEPSIE.

Abstraction faite des matières ingérées, l'intégrité des viscères intestinaux est incontestablement la principale condition de l'accomplissement régulier du travail de la digestion. Toute lésion, toute mutilation ayant son siége sur un point du canal alimentaire, devient un élément de trouble, une cause de désordre pour cette importante fonction. C'est ce que je vais essayer d'établir en passant successivement en revue chacun des actes digestifs.

MASTICATION. — Les aliments, avant d'être avalés, doivent être suffisamment divisés et broyés par la mastication.

Certaines personnes ont la mauvaise habitude d'avaler sans mâcher, ou de ne mâcher que d'une manière insuffisante.

D'autres ne peuvent pas accomplir convenablement l'acte de la mastication, parce qu'elles ont de mauvaises dents ou qu'elles sont privées de ces organes.

Dans ces deux cas, une mastication incomplète, défectueuse, devient une cause puissante de dyspepsie, en nuisant à l'insalivation et en s'opposant à une pénétration suffisante de la masse alimentaire par les autres sucs digestifs.

La présence de plusieurs dents cariées dans la bouche ou le mauvais entretien des dents peuvent être également des causes de dyspepsie, en déterminant une inflammation chronique et quelquefois fongueuse des gencives, en altérant les liquides buccaux et en laissant dans la bouche un état saburral presque continuel.

INSALIVATION. — J'ai dit le rôle important que joue la salive dans l'acte de la digestion. On conçoit dès lors combien les altérations de ce liquide peuvent exercer d'influence sur le développement de la dyspepsie.

La salive peut être altérée dans sa quantité ou dans ses qualités.

Influence de la quantité de la salive. — Sa quantité peut être diminuée ou augmentée.

Une diminution dans la sécrétion salivaire entraîne une insalivation insuffisante, d'où il résulte que le bol alimentaire est mal imprégné, mal divisé, qu'il manque de mollesse et d'homogénéité, et surtout que les substances féculentes ne sont qu'imparfaitement élaborées.

Si, d'autre part, la salive est sécrétée avec trop d'abondance, elle peut, pendant l'acte de la digestion, nuire à la sécrétion du suc gastrique, et, dans l'état de vacuité, surcharger inutilement l'estomac, et devenir pour cet organe un agent de fatigue et d'irritation.

Influence des qualités de la salive. — La salive peut subir diverses altérations dans ses qualités; au lieu d'être alcaline, comme à l'état normal, elle peut devenir neutre ou acide; elle peut aussi contenir une proportion moindre de ptyaline.

Dans toutes ces conditions, la salive a perdu sa principale propriété digestive; elle ne peut plus agir sur les substances féculentes, et son rôle se borne alors à humecter, à ramollir le bol alimentaire et à en favoriser la déglutition.

Je pourrais rapprocher de ces cas une altération particulière de la salive, consistant dans une saveur savonneuse, un goût nauséeux, une consistance plus visqueuse, qui font que les aliments sont moins bien pénétrés par ce fluide, et que l'on éprouve une répugnance presque invincible à l'avaler.

DIGESTION STOMACALE. — Le plus souvent c'est dans l'estomac lui-même qu'il faut chercher la cause de la dyspepsie.

Indépendamment des lésions organiques (gastrite, cancer, ramollissement, ulcère simple, etc.) qui peuvent compromettre l'intégrité de ce viscère, et dont nous n'avons pas à nous occuper ici, il est beaucoup d'autres conditions pathogéniques capables de troubler la régularité des fonctions stomacales.

Je noterai en premier lieu une altération de quantité ou de qualités dans les fluides sécrétés par l'estomac.

Influence de la quantité du suc gastrique. — Le suc gastrique peut ne pas être sécrété en quantité suffisante. Il en résulte que les substances albuminoïdes sont mal élaborées ou élaborées d'une manière incomplète ; que le chyme, mal formé, séjourne un temps fort long dans l'estomac, et passe dans l'intestin sans avoir subi toutes les transformations nécessaires à l'accomplissement régulier du travail digestif.

Si, au contraire, le suc gastrique est sécrété en trop grande abondance, le surplus, qui n'a pas été utilisé pour l'acte de la chymification, occasionne deux effets également fâcheux : d'une part, il réagit avec trop d'activité sur les principes alimentaires, et, dès lors, l'espèce de fermentation qui s'accomplit au sein de l'estomac, au lieu de rester dans de justes limites, dépasse les bornes physiologiques et prend tous les caractères d'une fermentation acide; d'autre part, l'excès de suc gastrique exerce une action funeste sur la tunique muqueuse de l'organe, qu'il irrite par son contact immédiat et prolongé.

Suivant M. L. Corvisart, la surabondance du suc gastrique produit un troisième inconvénient : c'est le passage de ce suc *en nature* dans le duodénum et son mélange avec le suc pancréatique, mélange qui amènerait une sorte de dyspepsie duodénale, par suite de la neutralisation réciproque des deux fluides digestifs.

Influence des qualités du suc gastrique. — Les altérations de qualité du suc gastrique peuvent porter sur l'un ou l'autre des deux éléments qui lui communiquent ses propriétés actives, sur la pepsine ou sur l'acide lactique. Il est aisé de comprendre à priori que ces deux genres d'altérations doivent amener des résultats identiques avec ceux que je viens d'exposer et provenant du défaut ou de l'excès du suc gastrique.

En effet, un suc gastrique peu riche en pepsine, ou ne renfermant qu'une pepsine altérée, est, comme un suc gastrique insuffisant, peu propre à attaquer les substances albuminoïdes et à les transformer en albuminose.

Un suc gastrique saturé d'acide lactique, c'est-à-dire dans lequel les proportions de cet acide dépassent le taux normal, n'offre point les conditions régulières d'une fermentation physiologique, et donne lieu à tous les inconvénients d'une fermentation acide et d'une action trop irritante sur la muqueuse digestive.

Si, par contre, le suc gastrique ne renferme point une suffisante quantité d'acide, la pepsine est sans action sur les substances albuminoïdes, le concours d'un acide étant nécessaire pour mettre en jeu les propriétés de la pepsine.

Influence de la sécrétion muqueuse de l'estomac. — On sait qu'indépendamment du suc gastrique, la tunique interne de l'estomac sécrète encore du mucus, à la manière de toutes les membranes muqueuses.

Il est nécessaire aussi que cette sécrétion soit maintenue dans de justes limites pour l'accomplissement régulier du travail digestif.

La face interne de l'estomac a besoin d'être sans cesse lubrifiée d'une couche de mucus, d'une part pour protéger les parois de l'organe contre le contact immédiat du suc gastrique, et d'autre part pour faciliter, pendant le travail digestif, les déplacements, les mouvements de révolution que la masse chymeuse exécute dans la cavité viscérale. Un défaut de sécrétion muqueuse entraînerait donc une gêne dans ces derniers mouvements, et laisserait la tunique interne de l'estomac sans défense contre le contact irritant du suc gastrique.

D'un autre côté, si le mucus est sécrété en trop grande quantité, il peut, ou faire obstacle à la libre sécrétion du suc gastrique, ou gêner et même neutraliser l'action de ce suc sur les aliments.

Influence de la présence de la bile et du suc pancréatique dans l'estomac. — La bile, suivant Pappenheim, et le suc pancréatique, suivant M. L. Corvisart, auraient aussi la propriété de neutraliser l'action digestive du suc gastrique ; de sorte que le passage anormal de ces deux liquides dans l'estomac peut devenir une cause de dyspepsie.

Influence de l'atonie des tuniques de l'estomac. — La faiblesse, congénitale ou acquise, des tuniques de l'estomac est une cause incontestable de dyspepsie, que la plupart des auteurs n'ont pas manqué de signaler. Cette cause agit de deux manières, en réduisant l'énergie des contractions de l'estomac au-dessous du degré normal, et en diminuant d'une manière très sensible la sécrétion du suc gastrique.

Influence des lésions de circulation. — Des troubles passagers ou permanents dans la circulation stomacale peuvent occasionner la dyspepsie. Qu'une trop grande masse de sang se porte vers l'estomac, que la circulation s'en opère d'une manière trop active, la tunique interne se congestionne, et il en résulte pour les phénomènes de la digestion stomacale tous les désordres que peut engendrer l'irritation gastrique.

Que l'estomac, au contraire, ne reçoive pas une quantité suffisante de sang, et ce viscère alors manque du degré de stimulation nécessaire pour mettre ses contractions en jeu et pour activer convenablement la sécrétion du suc gastrique.

Influence des lésions d'innervation. — Cette influence est peut-être plus grande encore que la précédente sur la production de la dyspepsie.

Ici il faut également redouter un défaut ou un excès d'action. Les mouvements et les sécrétions de l'estomac étant sous l'empire direct des nerfs pneumogastriques, on prévoit aisément les conséquences que peut entraîner toute perturbation nerveuse.

Tout ce qui est de nature à déprimer l'action du système nerveux affaiblit le degré d'énergie des mouvements de l'estomac et diminue la sécrétion du suc gastrique.

Toute cause susceptible d'exagérer l'influx nerveux produit l'exaltation de la sensibilité de l'organe, change la direction de ses mouvements, détermine des spasmes ou des contractions anormales dans sa tunique musculaire, suspend la sécrétion du suc gastrique, et, en définitive, arrête d'une manière plus ou moins complète le cours régulier du travail digestif. Ainsi agissent les émotions vives, les commotions violentes, les impressions subites.

Les chagrins prolongés, les fatigues intellectuelles, les contrariétés souvent répétées ont une action analogue aux influences précédentes, seulement ces causes exerçant une action lente et continue, les effets ne se développent qu'à la longue, d'une manière progressive et beaucoup moins sensible.

Influence de l'insuffisance du pylore. — M. L. Corvisart a signalé l'insuffisance pylorique parmi les causes physiologiques de la dyspepsie, non pas, comme on pourrait le croire, parce que cette lésion détermine le passage trop rapide des aliments mal élaborés de l'estomac dans le duodénum, mais parce que le suc gastrique, arrivant en nature dans cette partie de l'intestin, anéantit les propriétés digestives du suc pancréatique, auquel il se mélange.

DIGESTION INTESTINALE. — La plupart des considérations étiologiques qui précèdent sont applicables à la pathogénie de la *dyspepsie intestinale.*

Ici encore les troubles digestifs peuvent reconnaître pour causes des lésions de sécrétion, des lésions de circulation ou d'innervation.

Influence des lésions de la sécrétion pancréatique. — Le suc pancréatique peut être modifié soit dans sa quantité, soit dans ses qualités, comme le suc gastrique.

D'après ce que j'ai dit de l'action physiologique du suc pancréatique, l'intervention de ce suc est tellement utile à la digestion des matières grasses, que l'on ne saurait comprendre la transformation complète de ces matières toutes les fois que ce fluide est sécrété d'une manière insuffisante ou qu'il est altéré dans sa composition. Dans l'un et dans l'autre cas, les matières grasses sont mal émulsionnées ou ne sont émulsionnées ultérieurement que d'une manière incomplète, par la bile et par les autres liquides intestinaux.

Le fluide pancréatique exerçant aussi une action analogue à celle de la salive, il résulte de l'altération de ce fluide que les substances féculentes parvenues dans le duodénum sans être changées en glycose, ne subissent pas cette transformation, ce qui peut devenir une cause de dyspepsie.

Jusqu'à quel point l'excès du suc pancréatique peut-il troubler le travail digestif? C'est une question que je considère comme insoluble dans l'état actuel de la science, à moins d'admettre avec M. Corvisart que le suc pancréatique sécrété en excès peut être absorbé par la veine porte et donner ainsi naissance à des troubles digestifs simulant la dyspepsie, la gastralgie, l'entéralgie ou l'hépatalgie.

Influence des lésions de la sécrétion biliaire. — La bile concourant à un faible degré à l'émulsion des graisses, une partie de ce que nous venons de dire du suc pancréatique est applicable au fluide biliaire : une insuffisance de la sécrétion hépatique peut donc contribuer faiblement à la production de la dyspepsie des matières grasses.

Mais le rôle principal de la bile étant d'entretenir un degré d'excitation convenable sur toute la longueur du canal intestinal, de fluidifier les matières fécales, d'empêcher leur dessèchement trop rapide, et de favoriser leur glissement et par suite leur expulsion au dehors, il en résulte que, si cette sécrétion est diminuée ou empêchée, les dernières phases du travail digestif s'accomplissent avec lenteur et avec peine, et l'on voit se développer tous les phénomènes qui accompagnent la constipation ; c'est là une des causes les plus communes de la dyspepsie intestinale.

L'excès de sécrétion biliaire détermine des accidents opposés : une excitation exagérée de la muqueuse intestinale, des contractions péristaltiques trop actives ; d'où résultent un excès d'exhalation intestinale, un défaut d'absorption, un passage trop rapide des produits de la digestion, enfin des évacuations alvines abondantes et contenant une grande quantité de bile (diarrhée bilieuse).

Des troubles analogues peuvent être produits par les altérations que la bile subit dans ses qualités.

Une bile trop épaisse, trop consistante, est retenue dans ses conduits, s'écoule difficilement et donne lieu aux mêmes phénomènes que l'insuffisance de sa sécrétion.

Quand la bile, au contraire, est trop fluide, elle est sécrétée avec trop d'abondance, ce qui rentre dans le cas, précédemment signalé, de l'excès de sécrétion biliaire.

A ces deux genres de modifications dans les qualités physiques de la bile correspondent, à n'en pas douter, une augmentation ou une diminution dans les principes constituants de ce liquide et une altération dans ses propriétés chimiques. Il est aisé de concevoir que ces divers modes d'altération doivent apporter des troubles sensibles dans le travail digestif, soit par un excès, soit par un défaut de stimulation, selon que la bile renferme trop ou trop peu de ses éléments actifs.

Influence des lésions de la sécrétion intestinale. — Après ce qui vient d'être dit concernant l'influence des sécrétions gastrique, pancréatique et biliaire sur la production de la dyspepsie, il serait superflu de s'étendre sur l'action que peuvent exercer dans le développement de cette affection les altérations du suc intestinal.

Comme les fluides précédents, le suc intestinal peut produire des troubles dans les fonctions digestives, soit par défaut, soit par excès de sécrétion, soit par une altération de sa composition chimique.

Le suc intestinal étant destiné, d'une part, à achever dans une certaine mesure l'élaboration de quelques substances alimentaires, qui ont échappé à l'action des sucs précédents, et, d'autre part, à maintenir le chyme dans un degré convenable de fluidité, le défaut ou l'insuffisance de la sécrétion du fluide intestinal peut entraîner aussi des troubles dans le travail digestif et devenir une cause de dyspepsie.

L'excès de sécrétion de ce suc est suivi d'une série de désordres digestifs, aboutissant à la diarrhée séreuse.

Influence des troubles de circulation et d'innervation. — Les troubles de la circulation abdominale et les grandes perturbations nerveuses exercent sur la digestion intestinale la même influence funeste que sur la digestion gastrique. Je ne reviendrai pas sur l'explication que j'ai donnée plus haut et qui trouve encore ici parfaitement sa place. Qui ne sait qu'une forte émotion, qu'une vive frayeur surtout donnent très souvent lieu à un dérangement du ventre et à un flux intestinal plus ou moins abondant ?

D. INFLUENCE DES IDIOSYNCRASIES.

Toutes les causes que je viens de signaler n'ont rien d'absolu. Leur influence est généralement subordonnée à certaines dispositions individuelles, qui font que l'économie montre plus ou moins d'aptitude à les subir. La dyspepsie est assurément une des affections dans lesquelles on ne saurait accorder une trop large part aux idiosyncrasies. Que de personnes éprouvent pour diverses substances une répugnance en quelque sorte instinctive, que rien ne justifie et dont il est dangereux de chercher à triompher? Les uns tolèrent mal les bouillons et les potages; d'autres ne peuvent digérer ni le lait, ni les œufs; ceux-ci digèrent péniblement le poisson et les viandes blanches; ceux-là, le gibier et les viandes noires; il en est qui supportent difficilement les légumes; d'autres à qui les fruits conviennent mal. Les uns éprouvent une invincible répulsion pour les matières grasses; d'autres pour les matières sucrées, etc. Si le vin, le café et le thé ont généralement l'heureux privilége d'exciter le travail digestif et de le favoriser, ils produisent, chez certains sujets, un résultat tout différent. J'ai connu des personnes qui ne pouvaient prendre de café sans avoir des digestions pénibles, laborieuses et accompagnées d'un très grand malaise.

Il est donc incontestable qu'il faut tenir un compte sérieux des idiosyncrasies; mais il faut aussi se bien garder d'en exagérer l'importance. Il est très probable qu'on a dû singulièrement abuser de cet élément étiologique dans un temps où l'on ne possédait sur l'acte de la digestion que des notions très incomplètes et où

ce travail compliqué était réduit à une série de phénomènes purement mécaniques ; mais aujourd'hui que la
physiologie possède des connaissances si précises sur
les différents phénomènes de la digestion, notamment
en ce qui concerne la partie chimique de cette fonction, le clinicien doit s'efforcer de pénétrer les causes
intimes et vraies de la dyspepsie, d'en demander, autant que possible, la raison aux données physiologiques, de restreindre, par conséquent, à d'étroites
limites le champ des idiosyncrasies et de ne laisser à
cet élément étiologique strictement que la part qu'une
observation sévère, jointe à une saine interprétation
de la physiologie, ne permet pas de lui ôter.

E. Influence des habitudes.

Certaines habitudes agissent comme causes déterminantes de la dyspepsie.

On compte beaucoup de dyspeptiques parmi les
buveurs et les *fumeurs.*

L'indigestion, tout le monde le sait, est un des premiers effets de l'ivresse. Les gens adonnés à l'abus
des boissons fermentées mangent peu d'ordinaire, et
digèrent fort mal ; ils sont atteints de dyspepsie chronique.

L'abus du tabac à fumer occasionne souvent aussi
des indigestions et entraîne, à la longue, la dyspepsie
habituelle. Ces accidents s'expliquent aisément par

l'exagération de la sécrétion salivaire et par l'intro-duction, dans l'économie, d'une proportion plus ou moins grande de fumée et de suc de tabac. Cette fumée et ce suc, avalés avec les liquides buccaux, exercent leur influence funeste d'abord sur la mu-queuse digestive par un contact immédiat, puis sur le système nerveux avec lequel l'absorption les met en rapport.

Les fatigues excessives succédant à un repas, les courses rapides ou prolongées, les mouvements exa-gérés, les cahotements d'une voiture, les secousses d'une diligence ou d'un wagon, le balancement d'une escarpolette, le roulis et le tangage d'un bateau, sont autant de causes fréquentes de dyspepsie accidentelle.

Les bains, pris immédiatement après un repas, ou pendant la période de la digestion stomacale, surtout les bains très chauds ou froids, arrêtent le travail digestif d'une manière subite et provoquent quelquefois des accidents d'une extrême gravité.

II. Causes prédisposantes.

Ages. — Tous les âges sont sujets à la dyspepsie, mais à des degrés bien divers.

Les indigestions ne sont pas rares chez les enfants à la mamelle, et beaucoup de nourrissons tolèrent mal le lait qu'on leur donne.

Les causes de la dyspepsie dans le premier âge dépendent de l'aliment ou des dispositions organiques du sujet.

Un lait de mauvaise qualité est difficilement digéré par les nourrissons. Un lait acide détermine une irritation de la muqueuse digestive si susceptible dans l'enfance. Un lait pauvre et trop séreux fatigue inutilement les organes digestifs, est peu propre à l'assimilation et ne tarde pas à provoquer de la diarrhée. Un lait trop riche en globules et en beurre, comme le lait de vache pur que l'on donne quelquefois intempestivement aux enfants à la mamelle, est péniblement élaboré par leur estomac et devient une cause de dyspepsie.

J'en dirai autant de la funeste pratique qui consiste à donner prématurément aux enfants un autre aliment que le lait, ou à y ajouter, sous prétexte de les mieux nourrir, un copieux supplément de bouillies, de panades et de diverses pâtes ou farines alimentaires (sagou, tapioca, arrow-root).

On sait combien le travail de la dentition est pour la plupart des enfants une source fréquente de troubles digestifs.

Une faiblesse congénitale de l'appareil gastro-intestinal, une susceptibilité exagérée de la sensibilité de ces organes, sont encore pour quelques enfants des causes de dyspepsie.

Quant à la forme de la maladie, on peut dire, d'une manière générale, que l'enfance est plus sujette aux indigestions qu'à la dyspepsie proprement dite.

Cette dernière forme devient de plus en plus commune, à mesure qu'on avance dans la vie, parce que, plus l'homme grandit, plus il subit l'influence des causes occasionnelles de la dyspepsie, ou plus il s'expose à leur action.

Sexe. — Les hommes sont, en général, plus intempérants que les femmes ; aussi croyons-nous que les indigestions sont plus communes chez les premiers que chez les secondes ; mais, en revanche, les femmes sont plus sujettes à la dyspepsie, d'une part, à cause de la délicatesse relative de l'appareil digestif chez elles et de leur très grande susceptibilité nerveuse ; d'autre part, en raison de certaines conditions physiologiques spéciales à leur sexe, la menstruation, la grossesse, l'allaitement, etc.

Personne n'ignore les relations sympathiques qui unissent si étroitement, chez la femme, l'appareil digestif et les organes de la génération. Une expérience déjà longue me permet d'affirmer qu'il est fort rare et même presque exceptionnel que les affections utérines ou péri-utérines ne réveillent pas des troubles plus ou moins sérieux dans les fonctions digestives. Ce n'est pas ici le lieu de développer cette intéressante question ; je m'y suis longuement étendu dans mon *Traité des maladies de l'utérus et de ses annexes*, et je me propose d'y revenir dans ce travail, à l'occasion

de la symptomatologie de certaines formes de dyspepsie.

Mais, indépendamment de ces dyspepsies symptomatiques d'un état morbide de l'appareil génital, il
est, je le répète, des dyspepsies occasionnées *sympathiquement* par les conditions fonctionnelles mêmes de
l'utérus, des ovaires ou des glandes mammaires. Il
me suffit de signaler ici, sans que j'y insiste, les vomissements, les douleurs gastralgiques, et les différents troubles digestifs qui signalent, chez beaucoup
de femmes, la *période menstruelle*, le cours de la
grossesse et le temps de l'*allaitement*.

Tempérament. — La forme du tempérament
n'exerce pas sur la production de la dypepsie une
influence assez marquée pour qu'il soit possible de
fixer les idées sur ce point d'étiologie. Tout ce qu'il est
permis de dire à ce propos, c'est que les personnes
nerveuses, en raison de la susceptibilité qui leur est
propre, paraissent plus exposées à contracter cette
affection.

Constitution. — Ce que je dis du tempérament, je
le dirai avec les mêmes réserves de la constitution.
L'influence d'une constitution faible est la seule qu'on
puisse légitimement signaler parmi les causes prédisposantes générales de la dyspepsie. En effet, l'appareil
digestif participant de la faiblesse de la constitution,

ses fonctions doivent s'accomplir d'une manière languissante, avec plus de lenteur et de peine que dans l'état normal ; de là, une source fréquente de dyspepsie.

Je rapprocherai de l'influence du tempérament et de la constitution celle de la chloro-anémie et de la pléthore.

Chloro-anémie. — Nous trouvons réunies chez les chlorotiques et chez les anémiques les conditions doublement défavorables du tempérament nerveux et de la constitution faible. En effet, chez les sujets dont le sang est appauvri, la plupart des fonctions sont languissantes et le système nerveux acquiert une prépondérance marquée. Il en résulte, pour les actes digestifs, une série de troubles qui sont, pour ainsi dire, le cortége obligé de la chlorose et de l'anémie. Toutefois, je dois, dès maintenant, faire une observation, que je développerai plus longuement dans la suite, c'est que la dyspepsie des chloro-anémiques, bien qu'elle soit consécutive à l'altération du sang, devient souvent indépendante de la cause qui lui a donné naissance, acquiert une existence propre et réclame, en conséquence, un traitement particulier.

Pléthore. — La pléthore produit plus souvent l'indigestion que la dyspepsie proprement dite.

Hérédité. — L'aptitude à la dyspepsie est héréditaire comme toutes les prédispositions morbides.

Professions. — Il est un certain nombre de professions qui prédisposent à la dyspepsie d'une manière toute spéciale.

En première ligne nous devons placer celles qui appartiennent aux arts réputés insalubres ; telles sont les professions de mineur, de tanneur, de corroyeur, de chamoiseur, de fossoyeur, de vidangeur, de peintre, de typographe, etc., et celles des ouvriers employés aux différentes industries où l'on travaille le plomb, le mercure, le cuivre, l'arsenic, le bleu de Prusse, le phosphore, le caoutchouc, etc.

Ces professions exercent sur l'économie une influence funeste, une action débilitante et délétère, un véritable empoisonnement, qui porte des atteintes profondes à la constitution et compromet l'exercice régulier de toutes les fonctions et, en particulier, des fonctions digestives.

Les professions exposant à une température élevée, telles que celles de boulanger, de fondeur, de forgeron, etc., prédisposent aussi singulièrement à la dyspepsie.

On compte encore beaucoup de dyspeptiques parmi les gens à professions sédentaires, comme les cordonniers et les tailleurs.

On sait, enfin, combien la dyspepsie est commune

chez les savants, les gens de lettres et toutes les personnes se livrant aux occupations intellectuelles et aux travaux de cabinet.

Climats et saisons. — Je signalerai encore parmi les causes prédisposantes de la dyspepsie les climats et les saisons. Les fonctions digestives s'accomplissent avec lenteur et deviennent languissantes sous l'influence d'une température élevée. Chacun sait que les habitants des pays chauds mangent peu, font usage d'aliments légers et sont obligés de recourir à des condiments ou à des assaisonnements excitants pour stimuler et faciliter l'action des organes digestifs. Il n'est personne qui ne sache que, dans nos climats tempérés, l'appétit est moins vif en été qu'en hiver et que les digestions s'opèrent avec moins de facilité dans la première que dans la dernière saison. Cet effet, pour ainsi dire ordinaire et constant, d'une haute température s'exagère, chez certains sujets, au point de déterminer de véritables phénomènes dyspeptiques.

Diathèses. — On ne saurait nier l'influence de la plupart des diathèses sur le développement de la dyspepsie. Quelques auteurs ont pu exagérer la part d'action qui revient aux vices *dartreux*, *herpétique*, *rhumatismal* et *goutteux*, dans l'étiologie de l'affection qui nous occupe ; mais il est un assez grand nombre de faits bien observés qui viennent déposer en faveur de la réalité de cette influence. J'ai connu une personne qui, pendant trente ans, avait été tourmentée par une dyspepsie habituelle avec des variations diverses. Survint une attaque de goutte, et les accidents dyspeptiques se dissipèrent aussitôt. La goutte se supprime et la dyspepsie reparaît. Ces alternatives de goutte et de dyspepsie sa répétèrent ainsi à plusieurs reprises dans le cours de la vie du malade. Des cas analogues ont été signalés par les auteurs.

Cachexies. — Personne ne saurait contester que les cachexies engendrent ordinairement des troubles dyspeptiques. C'est le propre de la syphilis constitutionnelle, de l'intoxication palustre, de l'empoisonnement saturnin, de la consomption tuberculeuse ou cancéreuse, de produire une perturbation grave dans les fonctions digestives, qui contribue puissamment à précipiter le dénoûment fatal.

Maladies antérieures. — Les maladies qui ont produit des lésions profondes ou qui ont imprimé des traces indélébiles sur le canal intestinal, en altérant plus ou moins la structure de la muqueuse, sont pour longtemps, même après la guérison, des causes d'indigestion et de dyspepsie. Parmi ces maladies, je signalerai surtout le choléra et la fièvre typhoïde.

Les sujets qui en ont été atteints conservent pendant plusieurs années, souvent même pour le reste de leurs jours, une remarquable susceptibilité gastro-intestinale et une aptitude singulière à mal digérer ou à digérer imparfaitement.

Les pertes séminales sont très souvent accompagnées aussi de dyspepsie, moins sans doute à cause des relations qui lient chez l'homme les organes digestifs avec l'appareil génital, qu'en raison de l'état d'atonie générale et d'épuisement où les pollutions spermatiques finissent par jeter l'économie.

Comme je l'ai dit plus haut, les causes qui viennent d'être étudiées peuvent agir de deux manières différentes et produire deux sortes d'effets.

Celles qui sont passagères, et dont l'influence est momentanée, déterminent des phénomènes passagers et momentanés, comme elles : l'*indigestion*.

Celles, au contraire, dont l'action se prolonge, dont l'influence est de longue durée, provoquent aussi des troubles fonctionnels permanents et qui affectent une forme franchement chronique : *la dyspepsie habituelle* ou *proprement dite*.

CHAPITRE III.

Définition. — L'indigestion, comme je viens de le dire, consiste dans un trouble passager des fonctions digestives. Ce trouble se manifeste tantôt dans l'estomac, tantôt dans l'intestin, souvent dans ces deux parties de l'appareil digestif. Je parlerai successivement de l'indigestion stomacale et de l'indigestion intestinale.

I. Indigestion stomacale.

Symptomatologie. — Les désordres de l'indigestion stomacale peuvent se montrer à des degrés divers d'intensité. J'en admettrai trois, dont je vais exposer tour à tour les caractères.

1° De l'indigestion de faible intensité.

Dans un *premier degré*, l'indigestion est caractérisée par un sentiment de gêne, de pesanteur, de distension dans la région épigastrique, et par des éructations assez fréquentes, dont l'odeur rappelle d'une manière désagréable la saveur des aliments et des boissons ingérés.

Ces phénomènes, qui persistent pendant quatre, cinq ou six heures et plus, trahissent la lenteur de la digestion stomacale, dont la durée moyenne est de trois heures ou de trois heures et demie.

2° Indigestion d'intensité moyenne.

Les phénomènes du *second degré* de l'indigestion sont beaucoup plus accusés. L'estomac est douloureusement distendu et comme tiraillé par un excès d'aliments ; le malade a quelquefois la conscience des efforts pénibles que fait ce viscère, des contractions forcées qu'il opère pour provoquer l'expulsion des matières dont il est surchargé.

L'épigastre est bombé ; il présente une saillie convexe et ovale, dont la forme rappelle celle de l'estomac. Cette région est très sensible à la pression ; la percussion y décèle une matité considérable et permet d'apprécier l'augmentation du volume de l'estomac. Chez quelques malades on peut voir les téguments de l'épigastre soulevés alternativement de gauche à droite et de droite à gauche, par des ondulations vermiculaires, dues aux mouvements péristaltiques de l'organe.

Le malade est tourmenté par des renvois fréquents, acides, aigres, nidoreux ; par des nausées et des vomituritions, qui déterminent une sensation de chaleur âcre à la gorge. Chez quelques-uns la bouche est sèche et aride ; chez d'autres, au contraire, elle se remplit incessamment d'une salive spumeuse, plus ou moins abondante.

Ces symptômes s'accompagnent d'un état de malaise général, de chaleur aux mains, de lourdeur frontale, de serrement aux tempes, de céphalée légère, de bouffées de chaleur au visage, d'inaptitude aux travaux intellectuels, de tendance au sommeil, de palpitations, d'irrégularités dans les phénomènes circulatoires, d'une gêne plus ou moins marquée de la respiration, gêne due à l'obstacle mécanique que l'estomac très distendu oppose à l'abaissement du diaphragme et aux mouvements rhythmiques de la paroi thoracique antérieure.

3° Indigestion de forte intensité.

Indépendamment des symptômes qui viennent d'être décrits, le *troisième degré* de l'indigestion se manifeste par un état général plus ou moins alarmant. La dyspnée est extrême, l'anxiété est à son comble ; des alternatives de frisson et de chaleur parcourent le corps du malade ; la fièvre s'allume, la peau devient brûlante, le pouls est plein, fréquent, élevé ; la face est turgescente ; les yeux sont rouges et brillants. Le malade accuse des éblouissements, des bourdonnements d'oreilles, une céphalalgie plus ou moins intense ; il a des éructations presque continuelles, des nausées opiniâtres, de fréquentes vomituritions.

Chez quelques-uns, le délire éclate avec un appareil de symptômes capables d'en imposer pour un accès de méningite aiguë.

Chez d'autres, l'indigestion intense donne lieu à des

phénomènes analogues à ceux de la congestion céré-brale, c'est-à-dire à un état de résolution musculaire et de somnolence profonde, accompagné d'une respiration courte et bruyante.

Dans des cas plus rares, l'indigestion grave revêt les formes d'une attaque cholérique. Le malade est d'une pâleur excessive; sa face est livide, ses yeux sont excavés; son corps est agité par des frissons violents; ses extrémités sont refroidies; ses membres sont le siége de crampes douloureuses; le pouls est petit et concentré; les vomissements sont énergiques et presque incessants; les garderobes liquides et très copieuses.

Marche. Durée. Terminaisons de l'indigestion sto-macale. — Tantôt l'indigestion suit immédiatement le repas; alors, le travail digestif est languissant dès le début, et la masse alimentaire ne subit qu'une élaboration lente et imparfaite.

Tantôt l'indigestion ne débute qu'une ou plusieurs heures après le repas. Dans ce cas, qui est le plus commun, la digestion commencée se ralentit ou s'arrête tout à coup, sous l'influence d'une des causes déterminantes actives que j'ai signalées plus haut : ingestion inopportune d'une boisson glacée ou d'un aliment solide, effort musculaire considérable, course fatigante, exercice violent, émotion vive, rêve pénible, immersion subite du corps dans un bain trop chaud ou une eau froide, etc.

Quelquefois, le travail digestif reste, pendant un temps variable, ralenti ou interrompu ; puis il reprend son cours : l'indigestion est alors, pour ainsi dire, incomplète.

Dans d'autres cas, tous les phénomènes d'une digestion laborieuse et pénible persistent pendant plusieurs heures ; et l'estomac, après dès efforts énergiques et longtemps prolongés, finit par se débarrasser des aliments qu'il ne pouvait digérer et qui étaient pour lui une cause d'irritation.

Les aliments sont tantôt rejetés par le vomissement, tantôt poussés à travers l'orifice pylorique dans l'intestin.

Le plus souvent, les aliments se divisent en deux parts et sont expulsés à la fois par le haut et par le bas.

Dans les matières vomies, les aliments se retrouvent tantôt en nature, à peine élaborés et mélangés avec les boissons et les liquides de l'estomac ; tantôt ayant déjà subi un certain degré d'élaboration digestive, qui les rend méconnaissables.

Quelquefois les vomissements cessent sitôt que l'estomac s'est débarrassé des aliments qu'il renfermait ; d'autres fois les vomissements continuent et amènent l'expulsion, soit des boissons, soit des liquides fournis par l'estomac ou par l'intestin (suc gastrique, bile, etc.).

L'indigestion stomacale, quand elle offre un certain

degré d'intensité, se produit rarement seule ; elle est généralement accompagnée des phénomènes de l'indigestion intestinale que je vais décrire maintenant.

II. Indigestion intestinale.

D'après ce que je viens de dire, l'indigestion intestinale est le plus souvent secondaire, c'est-à-dire consécutive à l'indigestion stomacale, dont elle peut être alors considérée comme le second temps.

Cependant elle se produit aussi d'emblée, et on dit alors qu'elle est primitive.

Ses symptômes étant les mêmes dans l'un et dans l'autre cas, je me bornerai à en présenter une description unique.

Symptomatologie. — L'indigestion intestinale se montre aussi quelque temps après le repas, mais à une époque ordinairement plus éloignée que l'indigestion gastrique.

Elle est caractérisée par un malaise local plus ou moins intense, par la tension du ventre, la sensibilité des parois abdominales, des borborygmes, des coliques, tantôt continues, tantôt passagères, l'émission de gaz d'une odeur infecte, rappelant assez bien celle de l'hydrogène sulfuré, et finalement par un besoin pressant d'aller à la garderobe.

Les symptômes généraux et les phénomènes sympathiques sont exactement les mêmes que ceux qui accompagnent l'indigestion stomacale; je n'ai pas à y revenir.

Les premières garderobes sont habituellement très abondantes et leur effet le plus immédiat est de produire un soulagement très marqué. Le malaise se dissipe, le ventre s'affaisse; les coliques s'apaisent et un état de bien-être sensible succède promptement à l'état de souffrance antérieur.

Quand l'indigestion est légère, tout peut finir là.

Mais, en général, le soulagement n'est que momentané; et, au bout d'un temps variable, le malade ressent de nouvelles douleurs abdominales, qui cèdent encore une fois ou qui diminuent à la suite de nouvelles évacuations alvines.

Dans les cas graves, les selles sont extrêmement fréquentes et copieuses, presque incoercibles, comme les vomissements qui les accompagnent. On voit survenir alors cet appareil de symptômes sérieux, que j'ai déjà signalés plus haut et qui appartiennent à l'*indigestion cholériforme*.

Marche. Durée. Terminaisons de l'indigestion intestinale. — Au début, les évacuations alvines empruntent, le plus souvent, leurs caractères à la qualité des aliments et des boissons ingérés. Quelquefois, en effet, il est aisé de reconnaître des fragments mal élaborés de substances alimentaires. Cette particularité s'observe principalement à la suite des indigestions occasionnées par les fruits; on peut alors retrouver dans les selles une grande quantité de pepins de pommes ou de poires, d'enveloppes de raisins ou de groseilles, de noyaux et de pellicules de cerises, etc.

Plus tard, la matière des garderobes est plus liquide, plus homogène et fournie, presque en totalité, par les fluides digestifs, la bile, le mucus et le suc intestinal, d'où les diarrhées *bilieuse*, *muqueuse* et *séreuse*.

La durée totale d'une indigestion varie suivant l'intensité des troubles digestifs et les dispositions individuelles du sujet.

Dans les cas légers et chez les individus d'une bonne santé habituelle, l'indigestion ne laisse après elle qu'un peu de fatigue et de faiblesse, qui ne tardent point à se dissiper d'elles-mêmes ou sous l'influence des soins les plus ordinaires.

Dans des cas plus sérieux ou chez les sujets impressionnables, d'une constitution débile ou mal priviligiés du côté des organes digestifs, l'indigestion occasionne dans l'économie une perturbation plus ou moins marquée et qui se prolonge pendant plusieurs jours, un malaise général, de la prostration, de la céphalalgie, de l'inaptitude aux travaux de l'esprit, de l'inappétence, un état saburral des premières voies, des éructations importunes, des nausées, de la diarrhée et même un léger mouvement fébrile, la plupart des symptômes, en un mot, qui caractérisent l'embarras gastro-intestinal.

DIAGNOSTIC DE L'INDIGESTION EN GÉNÉRAL. — Dans les

cas simples, légers, ordinaires, le diagnostic de l'indigestion ne saurait offrir aucune difficulté. On la reconnaît aisément aux phénomènes locaux, propres à un travail digestif pénible, laborieux, que j'ai soigneusement énumérés plus haut.

Dans des cas plus graves, l'indigestion peut être confondue avec certaines affections qui provoquent des accidents subits , telles que la méningite, la congestion ou l'hémorrhagie cérébrale, l'étranglement herniaire, l'iléus ou le volvulus, une attaque de choléra, etc.

J'ai dit plus haut que l'indigestion peut quelquefois déterminer chez des sujets pléthoriques et sanguins des phénomènes offrant une certaine analogie avec ceux de la méningite, de la congestion cérébrale ou de l'apoplexie. Mais je dois ajouter ici que cette analogie n'est qu'apparente et que jamais un médecin attentif ne s'y laissera tromper. En effet, les accidents cérébraux dont je parle portent toujours aux fonctions du système nerveux une atteinte plus ou moins profonde, qu'une simple indigestion est incapable de produire.

Le délire qui éclate dans certaines indigestions se rapproche plutôt de celui de l'ivresse que de celui de la méningite. Il est généralement apyrétique, intermittent, d'une médiocre intensité et interrompu par des moments de calme et de rémission pendant lesquels le malade se plaint de pesanteur et d'embarras dans l'estomac, dans le ventre, etc. D'ailleurs, ce délire est fugace et disparaît rapidement avec la cause qui l'a provoqué et qui l'entretient.

J'en dirai autant des phénomènes congestifs que détermine parfois l'indigestion et qu'un examen sérieux ne permettra point de confondre avec des symptômes apoplectiques proprement dits. Indépendamment de la persistance ou de la longue durée des phénomènes dans ce dernier cas, on observe une suspension complète de l'intelligence, une oblitération des sens, une perte de la parole, une diminution ou une abolition de la sensibilité, une déviation des traits et une paralysie générale ou partielle des mouvements, qu'on ne rencontre jamais dans l'indigestion simple. Ici, en effet, la résolution générale n'est qu'apparente, et le malade conserve l'usage de ses facultés, ainsi qu'il est aisé de s'en convaincre en secouant sa somnolence et en l'excitant à sortir de l'état de torpeur où il est plongé.

Mais une véritable attaque d'apoplexie peut survenir quelquefois pendant le travail digestif. Dans ce cas, comme nous l'avons déjà noté plus haut, la digestion commencée s'arrête brusquement; et l'indigestion est la conséquence de l'apoplexie, dont elle n'est plus qu'un épiphénomène. En présence des symptômes bien caractérisés de l'attaque apoplectique, il sera facile de reconnaître qu'on n'a pas affaire à une simple indigestion.

Pour distinguer les accidents d'une indigestion

grave de ceux que produit un étranglement herniaire, il suffit d'explorer les régions où se forment habituellement les hernies (plis de l'aine, ombilic) et de s'assurer s'il existe, ou non, une tumeur de ce genre dans ces parties.

Quant à l'étranglement interne, il se distingue d'une indigestion par la gravité plus grande des symptômes, par leur intensité toujours croissante, par l'acuité des douleurs, analogues à celles de la péritonite, enfin par la constipation opiniâtre qui, d'ordinaire, est le propre de l'iléus et du volvulus.

L'indigestion simple peut facilement ne pas être confondue avec une attaque de choléra sporadique ou de cholérine ; mais le diagnostic offre quelque embarras quand il s'agit de l'indigestion *cholériforme*. Cependant on ne doit pas perdre de vue que, si les vomissements incoercibles, les superpurgations, les douleurs abdominales vives, le refroidissement des extrémités, sont des phénomènes communs aux deux affections, le choléra présente un certain nombre de symptômes propres qui, généralement, font défaut dans l'indigestion cholériforme : c'est la suppression des urines, les crampes violentes et douloureuses, la fonte rapide des tissus, le faciès hippocratique, l'algidité générale, et enfin la nature toute particulière et presque pathognomonique des évacuations alvines. Du reste, quand les symptômes de l'indigestion cholériforme sont assez intenses pour se confondre avec ceux de la cholérine, le diagnostic différentiel devient d'une importance très secondaire ; car les indications thérapeutiques sont les mêmes dans les deux cas.

La solution de ces divers problèmes de diagnostic différentiel est singulièrement aidée et simplifiée par les commémoratifs et l'étude de la marche des symptômes. Il faut surtout s'enquérir de l'heure du repas, de la qualité des aliments et de la quantité approximative que le malade a pu ingérer.

Quand on a reconnu une indigestion, on doit chercher avec soin à résoudre l'importante question de savoir si cette indigestion est *simple* ou *compliquée*, *primitive* ou *secondaire*, *idiopathique* ou *symptomatique*. On y parviendra le plus souvent en tenant un compte exact de la cause ou des causes qui ont pu amener le trouble digestif, en faisant une enquête scrupuleuse sur les antécédents du malade, en pesant les commémoratifs, et en procédant à une investigation attentive, à un examen approfondi des organes et des fonctions qui ont des relations plus ou moins directes avec l'appareil de la digestion.

On ne doit pas oublier surtout que, si l'indigestion peut être liée secondairement à différentes lésions aiguës ou chroniques du tube digestif ou de ses annexes, elle peut aussi se rattacher à l'altération d'autres organes plus éloignés et notamment aux lésions de l'appareil génital et urinaire, chez l'homme et chez la femme.

Enfin, il importe de se souvenir que les phénomènes de la dyspepsie marquent la période prodromique de la plupart des maladies aiguës d'une certaine gravité, telles que la méningite, les fièvres éruptives, etc. Dans ce cas, un mouvement fébrile d'une intensité notable et nullement en rapport avec les troubles digestifs, précède toujours ou accompagne l'indigestion, tandis que dans les cas où cet accident est idiopathique, la fièvre fait défaut ou n'apparaît que secondairement.

PRONOSTIC DE L'INDIGESTION. — On peut dire, d'une manière générale, que l'indigestion simple, idiopathique, est une indisposition sans gravité.

Le plus souvent les accidents cessent aussitôt que le tube digestif est débarrassé des substances alimentaires incomplétement élaborées.

Mais, si l'expulsion de ces matières ne s'accomplit pas, ou ne s'opère qu'avec une extrême difficulté, l'indigestion peut avoir des conséquences fâcheuses, en raison de la gêne que la distension de l'estomac et des intestins apporte à la circulation et à la respiration ; et même, dans certains cas, elle peut entraîner la mort par suffocation.

L'indigestion cholériforme emprunte un haut degré de gravité à la nature même et à l'intensité des accidents qui la caractérisent.

Il est une série de circonstances qui exercent sur le pronostic de l'indigestion une influence marquée.

L'indigestion est plus grave dans l'enfance et dans

la vieillesse que dans les autres périodes de la vie.

Chez les enfants elle revêt assez souvent la forme cholérique ; et elle peut devenir le point de départ d'accidents convulsifs.

Chez les vieillards, elle est une cause assez fréquente de suffocation, et d'attaques apoplectiques.

L'indigestion est plus grave chez les sujets sanguins et chargés d'embonpoint, que chez des individus présentant des conditions différentes et qui sont moins prédisposés que les premiers aux congestions pulmonaire ou cérébrale.

Le pronostic de l'indigestion idiopathique varie encore suivant qu'elle apparaît dans l'état de santé ou dans l'état de maladie. Elle constitue un accident assez sérieux chez les sujets atteints de lésions organiques, chez les convalescents, chez les individus d'une constitution débile ou affaiblis par des maladies antérieures, et chez les femmes récemment accouchées.

Certaines constitutions médicales peuvent imprimer une gravité particulière à l'indigestion ; telles sont les épidémies de choléra et de dysenterie.

Il est à peine utile de dire que l'indigestion simple et idiopathique est infiniment moins grave, toutes choses égales d'ailleurs, que l'indigestion compliquée et symptomatique, et que le degré de gravité de cette dernière espèce est subordonné à la gravité même de l'affection concomitante ou occasionnelle.

Enfin, l'indigestion, en se répétant un grand nombre

de fois, peut finir par laisser des traces durables dans les organes digestifs et développer la dyspepsie habituelle.

Traitement de l'indigestion. — Les indications thérapeutiques doivent se déduire de la forme et du degré de l'indigestion.

L'*indigestion simple* et *légère* se dissipe quelquefois spontanément, au bout de quelques heures. Il faut bien se garder alors d'augmenter la gêne et l'état de plénitude de l'estomac par l'administration intempestive d'une boisson ou d'un médicament. Souvent le changement d'air, un peu de mouvement, une courte promenade au dehors ou dans un lieu convenablement aéré, suffisent pour ranimer le travail digestif momentanément suspendu.

Si les mouvements de l'estomac sont compromis ou gênés par un corset, une ceinture, des vêtements trop serrés, il suffit de faire cesser la compression pour rendre à l'organe la liberté de ses contractions.

Il est souvent utile d'appliquer sur la région épigastrique, des linges chauds ou d'y pratiquer des frictions, soit simplement avec la main nue, soit avec des compresses imbibées de quelques préparations stimulantes, comme l'huile de camomille, l'alcoolat de mélisse ou de lavande, le baume de Fioraventi, etc.

C'est par l'emploi de ces moyens simples et faciles, qu'il faut commencer. S'ils sont insuffisants, on aura recours à l'administration de liquides excitants ou aromatiques : infusions de café, de thé, de mélisse, de camomille, etc.; eau sucrée rendue faiblement stimulante par l'addition de quelques gouttes d'alcoolat de menthe, de mélisse ou de cannelle. On peut essayer encore de faire boire au malade une cuillerée ou un petit verre de liqueur de dessert : cognac, rhum, kirsch, curaçao, anisette, élixir de Garus, etc.

Dans le choix de ces liquides, il faudra toujours se laisser guider par les goûts du patient, ses habitudes, son genre de vie, et prendre en considération l'âge, le sexe et la constitution. En parlant des idiosyncrasies, j'ai signalé certaines particularités dignes d'être notées et dont il faut nécessairement se préoccuper. On ne doit pas oublier que ce qui convient à quelques personnes est nuisible à d'autres, que le café et le thé précipitent la digestion chez ceux-ci et la troublent ou l'arrêtent chez ceux-là. Ces réserves sont surtout applicables aux liqueurs alcooliques, qu'on ne doit permettre qu'avec la plus grande circonspection.

Dans le traitement de l'indigestion, il est indispensable encore de veiller à la température et à la quantité des boissons que l'on donne dans le but de favoriser le travail digestif.

En général, il faut que les liquides administrés à cet effet ne puissent surprendre l'estomac, ni par un excès de chaleur, ni par un excès de froid. On les donnera frais ou à une température douce; encore, pour cela vaudra-t-il mieux, le plus souvent, consulter les goûts, les habitudes et les idiosyncrasies ; car telle personne est soulagée ou guérie d'une indigestion par une boisson froide ou même glacée ; telle autre, au contraire, ne se trouve bien que d'une boisson chaude.

Je m'exprimerai plus formellement à l'égard de la *quantité* des boissons ou des liquides médicamenteux. Si l'on veut favoriser la digestion sans provoquer le vomissement, il est indispensable de faire boire très peu à la fois.

Les infusions ou les liqueurs dont j'ai parlé plus haut seront donc administrées à faibles doses et répétées aussi souvent que l'indication pourra l'exiger. Je ne saurais trop dire combien les médicaments, même ceux réputés efficaces dans l'indigestion, deviennent promptement nuisibles, quand ils sont pris trop copieusement, en raison de l'augmentation qu'ils occasionnent dans la plénitude et dans la distension de l'estomac.

Un moyen fort simple et exempt de tous ces inconvénients consiste à faire prendre au malade un ou plusieurs morceaux de sucre imbibés d'eau. Je recommande volontiers cette recette que j'ai vue souvent réussir dans les cas d'indigestion légère ou plutôt de lenteur dans le travail digestif.

Il est utile de recourir à une médication plus active, de provoquer, par le vomissement, l'expulsion des aliments renfermés dans l'estomac :

1° Lorsque les moyens précédemment indiqués resteront sans effet;

2° Lorsque l'estomac fera de vains efforts pour se débarrasser de son contenu ;

3° Lorsque les phénomènes de l'indigestion, par leur intensité, deviendront la source d'accidents graves ou menaceront la vie du malade.

On provoque le vomissement d'abord par les procédés les plus simples : la titillation de la luette et de l'arrière-gorge, soit avec les doigts, soit avec les barbes d'une plume; — l'ingestion d'une certaine quantité d'eau tiède, simple ou additionnée d'eau de Cologne.

Il est rare que ces moyens ne réussissent pas. S'ils échouent, et, si le danger est pressant, on ne doit pas hésiter à recourir à l'emploi du tartre stibié.

Il faut favoriser le vomissement, tant que les matières vomies renferment des substances alimentaires. Mais, dès qu'elles n'en contiennent plus, les indications changent, et il devient nécessaire de calmer les efforts de l'estomac et de réduire cet organe au repos. Pour y réussir, une des premières conditions consiste à suspendre d'une manière complète l'administration des boissons. Toute espèce de liquide devient alors pour l'estomac une cause d'irritation, et entretient ou fait inutilement renaître les vomissements. Ce précepte est important, et je ne saurais trop insister sur son utilité.

Quelquefois, après le rejet des substances alimentaires, l'estomac continue opiniâtrément à faire des efforts de vomissements, qui tourmentent et fatiguent en vain le malade. Dans les cas de ce genre, on administre à l'intérieur des boissons glacées ou des fragments de glace ; on applique sur le creux épigastrique des compresses imbibées d'eau froide, soit pure, soit additionnée d'éther ou de chloroforme.

On donne encore quelques gouttes de laudanum ou d'éther (de laudanum de préférence), soit sur un morceau de sucre, soit dans une petite quantité d'eau sucrée.

Les troubles intestinaux seront combattus par des moyens appropriés.

On favorise, s'il y a lieu, l'expulsion des matières alvines par l'administration de lavements simples. Si les coliques sont vives, si la diarrhée persiste ou si elle est intense, on modère ces accidents par des applications de cataplasmes émollients sur le ventre, par des fomentations calmantes, des lavements laudanisés, etc.

L'indigestion cholériforme réclame promptement l'usage des opiacés et de la glace à l'intérieur, et l'abstinence des boissons. En même temps, on rétablit la circulation, on ramène la chaleur par des frictions énergiques sur les membres, par des applications de sinapismes, etc.

Quelle conduite doit-on tenir dans les cas où l'indigestion se complique d'accidents cérébraux ?

Avant tout, il faut combattre l'indigestion à l'aide des moyens que je viens d'exposer, sans se laisser arrêter par la crainte, le plus souvent chimérique, que les efforts de vomissements n'aggravent l'état des malades. Cette pratique est également avantageuse, que l'indigestion soit causée par les accidents cérébraux ou que ceux-ci, au contraire, soient déterminés et entretenus par les troubles de la digestion. Dans le premier cas, on écarte une complication fâcheuse et souvent on amène un amendement notable dans l'état cérébral ; dans le second cas, on met un terme aux phénomènes congestifs , et les accidents qui en résultent se dissipent promptement.

La pratique que je préconise ici présente encore l'avantage d'élucider une importante question de diagnostic, celle de savoir si les accidents cérébraux sont primitifs ou consécutifs à l'indigestion. Je dis que la solution de cette question est importante au point de vue thérapeutique ; car dans les cas où les accidents cérébraux sont primitifs, il est nécessaire, après le traitement de l'indigestion, de les combattre par des moyens appropriés ; tandis que cette méthode serait nuisible, au contraire, s'il s'agissait de troubles cérébraux purement symptomatiques de l'indigestion. Dans le premier cas, par exemple, les émissions sanguines sont généralement indiquées, tandis que dans le deuxième cas elles ne sont qu'exceptionnellement utiles, à savoir lorsque les accidents cérébraux persistent après l'indigestion.

Il importe, à la suite d'une indigestion, de soumettre les malades à un régime sévère, et même, s'il est nécessaire, à la diète, afin de laisser l'estomac se reposer et d'éviter de nouveaux accidents.

Le régime doit varier suivant la durée et l'intensité de l'indigestion. Je ne puis à ce sujet donner aucun précepte formel. Il appartient aux médecins d'apprécier les diverses circonstances qui doivent modifier le *traitement hygiénique*.

Quant au *traitement prophylactique*, il consiste à éviter les causes nombreuses dont j'ai fait plus haut l'énumération. Manger modérément, boire avec tempérance, selon ses besoins et conformément à son aptitude digestive ; choisir des aliments agréables au goût et d'une digestion facile ; placer entre les repas un intervalle convenable ; faire une promenade, ou prendre un peu d'exercice après avoir mangé ; éviter la fatigue, les travaux immodérés de l'esprit et du corps après les repas : — telles sont les règles principales dont la mise en pratique pourra préserver des causes les plus fréquentes de l'indigestion.

CHAPITRE IV.

DE LA DYSPEPSIE CHRONIQUE OU HABITUELLE.

J'étudierai successivement la *dyspepsie gastrique* et la *dyspepsie intestinale*.

I. Dyspepsie gastrique.

SYMPTOMATOLOGIE. — Les symptômes de la dyspepsie gastrique varient essentiellement suivant les formes de cette affection. Aussi présenterai-je, tour à tour, les caractères propres à chacune de ces variétés, à savoir ceux : 1° de la *dyspepsie simple* ou *atonique;* 2° de la *dyspepsie gastralgique;* 3° de la *dyspepsie flatulente;* 4° de la *dyspepsie acide;* 5° de la *dyspepsie par irritation.*

1° Dyspepsie gastrique simple ou atonique.

Sentiment de malaise, embarras, pesanteur ou gonflement épigastrique; des renvois, presque toujours; des nausées et des vomituritions, quelquefois; plus rarement des vomissements : tel est l'ensemble des symptômes qui caractérisent la dyspepsie dans son expression la plus ordinaire. Comme on le voit, ces symptômes offrent une grande analogie avec ceux de l'indigestion simple ; et on ne distingue alors la dyspepsie de l'indigestion que par la durée plus longue des phénomènes et surtout par la fréquence de leur retour.

2° Dyspepsie gastralgique ou nerveuse.

Dans quelques circonstances, au lieu d'une simple sensation de poids, de gêne ou de distension, les malades éprouvent dans l'estomac des douleurs dont la nature et l'intensité sont très variables : tantôt ce sont des picotements incommodes, des pincements souvent répétés, ou des tiraillements importuns ; tantôt la douleur est vive, aiguë, lancinante ; d'autres fois elle est térébrante ou comparable à un déchirement, à une crampe, à une brûlure, à l'impression cuisante d'une plaie vive, etc., à toutes les sensations en un mot que donne la gastralgie ; d'où le nom de *dyspepsie gastralgique*. Très souvent la douleur de l'estomac s'accompagne d'un point douloureux dans la région vertébrale vers le milieu du dos ; ou bien encore elle s'irradie dans les espaces intercostaux. Il arrive parfois que ces douleurs se montrent plus vives que la douleur gastrique elle même, si bien qu'elles peuvent masquer cette dernière et en imposer pour une lésion différente de la dyspepsie gastralgique.

3° Dyspepsie gastrique flatulente.

Dans cette forme de dyspepsie il se produit dans l'estomac une grande quantité de gaz. La distension excessive qui en résulte détermine une sensation de malaise et de gêne, souvent accompagnée de picotements et de douleurs lancinantes dans la région épigastrique et dans les hypochondres. Le diaphragme est refoulé, les parois thoraciques n'exécutent plus que des mouvements incomplets et pénibles ; de là, des troubles plus ou moins profonds dans la circulation et dans la respiration, des bâillements, des pandiculations, de l'oppression, des étouffements et même, dans quelques cas, une dyspnée qui peut aller jusqu'à la suffocation.

La présence des gaz dans l'estomac se décèle par une résonnance tympanique à la percussion.

Ces gaz, en se déplaçant dans la cavité abdominale, produisent des borborygmes, des gargouillements et différents bruits plus ou moins sonores. Après un séjour variable dans l'estomac, ils s'échappent, soit par le haut, soit par le bas ; mais ils se reproduisent souvent avec une promptitude et une persistance étonnantes ; leur expulsion est suivie d'un soulagement marqué, mais de courte durée. En général, ces renvois sont dépourvus d'odeur et de saveur ; quelquefois, cependant, ils prennent l'odeur et la saveur des matières contenues dans l'estomac.

4° Dyspepsie acide.

Dans cette autre forme de dyspepsie, les gaz expulsés de l'estomac ont toujours une odeur et une saveur désagréables, qui rappellent d'une manière pénible l'odeur et le goût des aliments et des boissons ingérés, mais modifiés par leur mélange et altérés par l'action des sucs digestifs.

Assez souvent ces renvois consistent dans des aigreurs, dans des vomituritions de matières, tantôt exclusivement liquides, tantôt mixtes et renfermant des parcelles d'aliments, matières qui produisent à la gorge une sensation de chaleur et d'âcreté insupportables.

Le plus ordinairement ces renvois s'effectuent sans violence, sans efforts, et se répètent pendant un temps plus ou moins long.

Mais quelquefois les malades sont pris de nausées et même de vomissements.

5° Dyspepsie par irritation.

Je désigne ainsi une forme de la dyspepsie habituelle, qu'on ne trouve point décrite dans les auteurs et qui ne paraît pas avoir encore fixé l'attention des praticiens.

Cette variété de dyspepsie n'a point de caractères pathognomoniques nettement tranchés. Ce qui la dis-

tingue surtout, c'est que la plupart des moyens qui conviennent aux autres variétés de dyspepsie, qui les soulagent ou qui les guérissent, ne sauraient lui convenir et ne peuvent que l'entretenir ou l'aggraver.

Je le répète, ce n'est pas là un caractère nosologique, mais pourtant ce signe négatif a son importance. Quand la nature d'une maladie ne peut nous être révélée par ses symptômes, nous en demandons le secret à la médication, suivant le vieil adage : *Naturam morborum ostendit curatio.* C'est par ce procédé d'investigation clinique et en remontant, par voie d'induction, de l'effet à la cause, que je suis arrivé à la détermination d'un élément pathologique de la dyspepsie, qui peut se contester en théorie, j'en conviens, mais que l'expérience et l'observation rigoureuse mettent, pour moi, au rang des faits les mieux établis.

Je crois qu'il ne sera pas superflu de dire comment et par quelle suite d'idées je suis arrivé à la connaissance de ce fait important. Personne n'ignore combien la dyspepsie se montre rebelle aux moyens les plus variés et résiste souvent aux traitements les plus rationnels en apparence. Comme tous les médecins, je me suis trouvé en face de ces dyspepsies opiniâtres, que rien ne pouvait ni calmer, ni dompter, et qui même semblaient s'aggraver sous l'influence des remèdes qui devaient les guérir. Voilà un premier point.

Une deuxième remarque m'avait encore frappé, c'est que des moyens qui réussissaient généralement dans des cas déterminés, échouaient dans des circonstances identiques, au moins en apparence. Je m'explique : Un malade est atteint de dyspepsie acide, on lui prescrit du bicarbonate de soude ou de l'eau de Vichy ; sa santé s'améliore, il ne tarde pas à guérir. Un autre présente des signes non équivoques de dyspepsie atonique, de dyspepsie chlorotique, on lui donne des toniques, des amers, des ferrugineux, des excitants ; bientôt il est soulagé, puis il guérit. Je me borne à ces exemples. Comment donc peut-il se faire que, dans des cas entièrement corrélatifs, les mêmes médications demeurent stériles ou augmentent le mal ? Comment se fait-il, par exemple, que pour beaucoup de malades la médication alcaline aggrave les symptômes de la dyspepsie acide et que les excitants ou les toniques produisent une recrudescence marquée de la dyspepsie atonique ou chlorotique ?

Il fallait trouver une explication à ces résultats en apparence contradictoires. Voyant que les accidents devenaient plus intenses sous l'influence des excitants locaux, des stimulants de la digestion, j'attribuai ce phénomène à l'existence d'un certain degré d'*irritation* dans l'estomac.

En raisonnant ainsi je ne crois pas avoir dépassé les bornes d'une sage et légitime hypothèse. Que manquait-il à cette supposition pour lui donner les caractères de la certitude scientifique? Le contrôle de l'expérience.

Aujourd'hui l'expérience a parlé, et toujours elle a répondu d'une manière conforme à mes prévisions. Chez les dyspeptiques, présumés atteints d'irritation gastrique, je suspendais le traitement excitant ou tonique commencé, et les symptômes ne tardaient pas à s'amender. Au traitement excitant ou tonique je substituais une médication anodine ou calmante, et les malades éprouvaient une amélioration sensible.

Je fis plus, et j'eus recours à l'emploi d'un moyen dont le succès devait lever tous les doutes. Dans les cas de ce genre, je mis en usage un traitement révulsif. J'appliquai sur l'épigastre des vésicatoires volants, ou, mieux encore, je fis pratiquer, dans cette région, des onctions avec de l'huile de croton tiglium, comme je l'exposerai dans la suite. Les résultats de cette médication dérivative m'ont rarement trompé. Sous l'influence de l'irritation cutanée artificielle, j'ai presque toujours vu les phénomènes d'irritation gastrique se dissiper et permettre, de cette manière, l'administration des moyens spéciaux réclamés par telle ou telle autre forme de dyspepsie.

La dyspepsie par irritation peut exister seule, mais cela est rare, et, d'après ce que je viens de dire, il est plus ordinaire de la voir compliquer une autre variété de dyspepsie. La rareté de la dyspepsie par irritation, à l'état d'isolement et de simplicité, sa coïncidence fréquente avec d'autres formes de dyspepsie, expliquent comment elle passe généralement inaperçue, et pourquoi il est si difficile d'en tracer une description, d'en donner les signes diagnostiques et de lui assigner des caractères pathognomoniques.

Néanmoins, je dirai que la dyspepsie par irritation s'observe surtout chez les chlorotiques, les anémiques et les convalescents, ou à la suite d'une diète prolongée. J'expliquerai bientôt comment je conçois la production de cette forme de dyspepsie dans ces circonstances.

La dyspepsie par irritation donne lieu quelquefois à un sentiment de chaleur ou de cuisson dans la région de l'épigastre. Celle-ci est sensible à la pression ; des douleurs vagues, mal caractérisées, accompagnent ces phénomènes dans l'état de vacuité.

Mais c'est dans l'état de plénitude que se manifestent plus particulièrement et avec plus d'intensité, les symptômes de cette affection ; alors éclatent les douleurs gastriques, les nausées et les vomissements. Chez la plupart des malades, même, l'irritabilité de l'estomac est si grande que ce viscère ne peut rien tolérer et qu'il suffit de l'ingestion d'une petite quantité de boissons ou d'une faible proportion d'aliments pour provoquer des douleurs vives et des vomissements pénibles.

Ces phénomènes acquièrent particulièrement un haut degré d'intensité quand les substances ingérées, aliments ou remèdes, sont de nature excitante, comme les boissons fermentées, les liqueurs alcooliques, le café, le thé, les liqueurs acides, les préparations amères ou ferrugineuses, etc.

Tels sont les principaux signes auxquels on pourra reconnaître la dyspepsie par irritation. On voit, comme je l'ai déjà déclaré, qu'ils n'ont rien d'essentiel ni de pathognomonique. Pourtant, j'essayerai de les différencier des symptômes analogues, appartenant à d'autres variétés de dyspepsie.

Les douleurs de la dyspepsie par irritation pourraient être confondues avec celles de la dyspepsie gastralgique. Mais il existe entre elles cette différence capitale, que dans la dyspepsie par irritation elles ont généralement besoin, pour se manifester, d'être éveillées ou provoquées par l'ingestion d'un aliment ou d'une boisson dans l'estomac; tandis que dans la dyspepsie gastralgique, elles sont souvent spontanées et se montrent dans l'état de vacuité comme dans l'état de plénitude. Un autre signe distinctif d'une haute importance, c'est que dans la première de ces formes de dyspepsie, la présence des boissons ou des aliments est presque infailliblement une cause de douleurs; tandis que, dans la seconde, assez souvent l'ingestion des boissons ou des aliments, non-seulement ne provoque aucune souffrance, mais produit un soulagement remarquable et apaise ou dissipe les douleurs gastralgiques.

Ce que je viens de dire à propos des douleurs est

également applicable aux vomissements, ceux-ci se produisant à peu près dans les mêmes conditions et sous l'empire des mêmes influences.

Il n'est guère possible de confondre la dyspepsie par irritation avec la dyspepsie simple, où l'on n'observe ni sensibilité épigastrique exagérée, ni sentiment d'ardeur ou de cuisson à l'épigastre, ni exaltation de l'irritabilité de l'estomac.

On ne la confondra pas non plus avec la dyspepsie flatulente et la dyspepsie acide, qui empruntent leur caractère spécial et pathognomonique, je dirai presque leur signalement, l'une au développement des gaz intestinaux, l'autre à l'acidité des premières voies.

Une affection distincte de la dyspepsie et avec laquelle on pourrait, jusqu'à un certain point, confondre la dyspepsie par irritation, c'est l'ulcère simple de l'estomac. Mais si ces deux maladies se touchent par la plupart de leurs symptômes, elles se distinguent essentiellement l'une de l'autre par la nature des vomissements et des garderobes, qui sont brunâtres ou noirâtres, plus ou moins mélangés de sang dans l'ulcère simple, et qui n'offrent jamais cette coloration dans la dyspepsie par irritation, au moins quand elle est dépourvue de toute espèce de complication. J'ajoute que le lait est bien toléré dans l'ulcère simple, tandis qu'il l'est rarement dans la dyspepsie par irritation.

J'ai dit plus haut que j'essayerai de donner une explication de la manière dont je conçois que doive se produire l'irritation gastrique chez les anémiques, les chlorotiques, les convalescents et tous les sujets soumis à une diète plus ou moins prolongée.

Les belles expériences de Chossat sur la mort par inanition, et maintes expertises médico-légales ont établi d'un façon très formelle qu'une longue abstinence détermine une congestion de la membrane muqueuse de l'estomac. Quels sont la cause intime et le mécanisme de cette hypérémie? Nul ne le sait; mais le fait est certain, et personne, aujourd'hui, ne songe à le révoquer en doute. Il est donc permis et même rationnel d'induire que la privation d'aliments, chez les malades soumis à une diète prolongée ou chez les personnes qui usent d'une alimentation insuffisante, doit amener dans la tunique interne de l'estomac une hypérémie analogue à celle qu'on trouve chez les sujets morts d'inanition.

Chez quelques personnes cette hypérémie se montre tellement superficielle qu'elle est passagère et se dissipe d'elle-même en un temps assez court. Aussi tous les convalescents ne sont-ils pas atteints fatalement de la forme de dyspepsie que je signale dans ce paragraphe.

Mais chez d'autres, et surtout chez les individus d'un tempérament lymphatique, d'une constitution faible et molle, chez tous ceux dont l'organisme se montre peu disposé à la réaction, l'hypérémie gastrique est plus intense, plus profonde, plus opiniâtre;

elle s'établit en permanence, et alors elle constitue la lésion caractéristique de ce que je nomme *dyspepsie par irritation.*

Chez les chlorotiques et les anémiques, chez les chlorotiques surtout, l'irritation peut se produire et se produit généralement suivant un autre mécanisme.

Dans la chlorose et dans l'anémie, les forces organiques sont très sensiblement abaissées ; la force digestive participe à cette dépression générale. Cependant on conseille aux malades de se nourrir copieusement et de faire usage de mets excitants, d'aliments substantiels, de vins généreux. Habituellement, on ajoute à ce régime l'administration de médicaments toniques ou stimulants. On surmène ainsi l'estomac, on lui impose une tâche qui est au-dessus de ses forces ; les aliments, les boissons, les remèdes sont difficilement digérés, le sont incomplétement ou ne le sont même pas du tout. Il en résulte qu'ils agissent à la manière de corps étrangers, et qu'ils aboutissent, par une série d'indigestions répétées, à provoquer un état d'irritation permanente de la muqueuse de l'esto-mac : de là, la dyspepsie dite *par irritation.*

Telles sont les deux explications qu'on peut donner, ce me semble, du mécanisme et du mode de développement de la dyspepsie par irritation. La seconde est peut-être sujette à contestation, parce qu'elle ne repose guère que sur des données inductives et des vues un peu théoriques ; mais la première me paraît incontestable, puisqu'elle s'appuie sur des preuves de fait et sur des expériences de physiologie parfaitement authentiques.

Par les développements que je viens de donner, je crois avoir répondu d'avance à ceux qui seraient tentés de m'accuser de marcher sur les traces de Broussais et d'exhumer, sous un nom déguisé, sa paradoxale doctrine de la gastrite. La dyspepsie par irritation, telle que je la comprends et telle que j'ai essayé de la décrire, diffère essentiellement de la gastrite de Broussais, je tiens à le déclarer ici formellement, et j'espère qu'on en sera convaincu dans la suite, quand on verra de quelle manière je traite et je conseille de traiter cette forme de dyspepsie.

SYMPTÔMES COMMUNS AUX DIVERSES FORMES DE DYSPEPSIE GASTRIQUE.

Chez le plus grand nombre des dyspeptiques, l'appétit est diminué ; chez quelques-uns il est augmenté jusqu'à la boulimie (*dyspepsie boulimique*). Chez d'autres, l'appétit est dépravé et les porte à convoiter les substances les plus indigestes, les crudités, les fruits verts, les boissons acides, le vinaigre, les cornichons, ou même les objets les plus bizarres et les plus incompatibles avec l'acte digestif : le plâtre, la terre, etc. (*pica, malacia*).

Certains dyspeptiques digèrent mal les liquides (*dyspepsie des liquides*) ; d'autres ne peuvent tolérer les solides (*dyspepsie des solides*) ; chez quelques-uns la dyspepsie s'exerce tantôt sur les liquides, tantôt sur les solides.

Les matières vomies par les dyspeptiques sont très variables ; tantôt c'est un liquide clair, aqueux et légèrement filant ; tantôt un liquide plus dense et spumeux, mélangé de salive, de suc gastrique et de mucus ; tantôt enfin le liquide est d'une teinte verdâtre plus ou moins foncée par son mélange avec de la bile.

Dans d'autres cas, on reconnaît dans les matières vomies des aliments ou des boissons déjà modifiés par le travail digestif, ou intacts et restés réfractaires à l'action des sucs de la bouche et de l'estomac. Les malades peuvent ainsi rendre par le vomissement, non-seulement les aliments qu'ils viennent d'ingérer, mais encore des débris de substances prises depuis un temps plus ou moins long et conservées intactes ou à peu près intactes dans l'estomac. On a vu des dyspeptiques dont l'estomac se débarrassait de fragments d'aliments ingérés depuis plusieurs heures ou même depuis plusieurs jours, sans rejeter des substances qui venaient d'être prises plus récemment.

II. — Dyspepsie intestinale.

La dyspepsie intestinale se manifeste quelquefois isolément, mais le plus souvent elle accompagne la dyspepsie gastrique.

SYMPTOMATOLOGIE. —Cette dyspepsie est caractérisée

par des sensations locales analogues à celles de la dyspepsie gastrique, mais leur siége est différent. Le malaise, la gêne, l'embarras, le sentiment de pesanteur ou de distension occupent la région du ventre proprement dit.

Ainsi que la dyspepsie gastrique, la dyspepsie intestinale revêt des formes diverses, que je décrirai sommairement.

1° DYSPEPSIE INTESTINALE SIMPLE.

Dans cette forme les malades se plaignent d'un sentiment de gêne, d'embarras ou de pesanteur dans le ventre.

Quelquefois ces phénomènes se dissipent spontanément et tout rentre dans l'ordre au bout d'un temps plus ou moins long.

Mais le plus souvent la gêne augmente, la distension du ventre devient douloureuse, des gargouillements et des coliques surviennent, le besoin d'aller à la garderobe se fait sentir d'une manière impérieuse, et le malade, après des selles plus ou moins abondantes, éprouve un soulagement inespéré.

2° DYSPEPSIE ENTÉRALGIQUE.

Ici, comme dans la dyspepsie gastralgique, domine l'élément nerveux. Les intestins sont d'une excitabilité extrême et deviennent le siége de douleurs diverses : tiraillements, picotements, crampes, sentiments de

brulûre, de cuisson, etc. Ces douleurs sont tantôt limi-
tées en un point de la région abdominale ; tantôt elles
se généralisent et s'irradient, non-seulement dans tout
le ventre, mais encore dans les régions voisines, les
lombes, les parois thoraciques, les membres pel-
viens, etc.

Elles se montrent avec différents degrés d'intensité,
depuis les plus simples tiraillements jusqu'aux souffrances les plus vives, les plus aiguës, au point de
simuler les douleurs atroces de la péritonite. Je dirai,
sans aller plus loin, qu'on distingue les douleurs
entéralgiques des douleurs de la péritonite, à ce que
les premières ne s'accompagnent jamais de ce cortége
de symptômes généraux graves, qui caractérisent si
franchement la phlegmasie péritonéale.

Dans la dyspepsie entéralgique, les douleurs se
manifestent quelquefois dans l'état de vacuité. Chez
quelques malades, elles diminuent ou même se dissipent sous l'influence de l'ingestion des aliments. Mais
le plus souvent, la présence des aliments ou de certaines
boissons dans le tube intestinal augmente l'éréthisme
nerveux, éveille les douleurs, si elles étaient assou-
pies, ou les rend plus vives, si elles existaient anté-
rieurement.

Dans ce cas, les douleurs vont augmentant pendant
toute la durée du travail digestif et ne se calment ou
ne cessent qu'après que l'intestin a été dégagé par des
évacuations alvines.

3° DYSPEPSIE INTESTINALE FLATULENTE.

Le ventre est ballonné, douloureusement distendu, sonore à la percussion. On y entend des borborygmes et des gargouillements, produits par le déplacement des gaz et des liquides. Ces mouvements, qui s'effectuent quelquefois d'une manière assez brusque, rendent plus douloureuse la tension abdominale. Les gaz intestinaux s'échappent tantôt par l'anus, tantôt par la bouche; et leur émission est toujours suivie d'un soulagement marqué, mais souvent de courte durée, à cause de la promptitude avec laquelle ils se reproduisent, comme nous l'avons déjà vu au sujet de la dyspepsie gastrique. Le volume du ventre, toujours proportionné à la quantité de gaz renfermés dans les intestins, subit des variations fréquentes et alternatives. C'est pendant le travail de la digestion que la distension abdominale acquiert son plus haut degré.

4° DYSPEPSIE INTESTINALE PAR IRRITATION.

Les détails dans lesquels je suis entré à l'occasion de la dyspepsie gastrique par irritation me dispensent de décrire longuement cette forme de dyspepsie intestinale.

Les malades atteints de cette dernière affection éprouvent dans les entrailles du malaise, une sensation presque continuelle de chaleur ou de cuisson qui devient plus intense trois ou quatre heures après les repas, c'est-à-dire pendant la période de la digestion intestinale.

Rarement l'irritation occupe toute l'étendue de la muqueuse intestinale. En général elle est bornée à une portion plus ou moins limitée du canal digestif. On comprend que le siége de la douleur et le moment où elle se manifeste varient suivant la région occupée par l'irritation.

Ordinairement, cette irritation est superficielle et se dissipe assez vite sous l'influence de la médication que je ferai connaître plus tard ; mais quelquefois aussi elle est plus profonde, plus opiniâtre ; et elle peut même aller jusqu'à revêtir les caractères d'une phlegmasie légère.

Alors, la lésion occupe le plus souvent la muqueuse du gros intestin. Les malades ont des alternatives de constipation et de diarrhée, ou pour mieux dire ils sont habituellement constipés ; mais leur constipation est suivie, pendant un ou plusieurs jours, de quelques selles diarrhéiques, ou plutôt de l'expulsion d'une quantité plus ou moins abondante d'un liquide filant, visqueux, d'apparence albumineuse.

Ces phénomènes, qu'on rencontre fréquemment dans le cours des affections utérines, ont été décrits sous le nom d'*entérite glaireuse* dans mon *Traité des maladies de l'utérus.*

5° DYSPEPSIE DUODÉNALE.

M. Corvisart, dans un mémoire déjà cité, signale plutôt qu'il ne décrit une variété de dyspepsie propre au duodénum, et qui résulterait exclusivement de certains troubles survenus dans la sécrétion pancréatique. Je ne fais qu'indiquer ici cette variété de dyspepsie, dont je me propose de parler plus longuement à l'occasion des dyspepsies causées par une altération ou une insuffisance du suc pancréatique.

SYMPTÔMES COMMUNS AUX DIVERSES FORMES DE DYSPEPSIE INTESTINALE.

La dyspepsie intestinale, quelle que soit sa forme, s'accompagne le plus souvent de diarrhée, et quelquefois de constipation.

Dans la diarrhée, les selles sont tantôt liquides, séreuses, muqueuses ou bilieuses ; tantôt simplement diffluentes, pulpeuses et d'une couleur foncée très variable. D'autres fois, enfin, elles ont les caractères de la lientérie et renferment des débris de substances alimentaires mal élaborées.

Dans la constipation, les matières sont dures, souvent terreuses, décolorées ou à peine teintes par la bile, sèches au centre, faiblement détrempées à la périphérie par le mucus intestinal, ou recouvertes de pellicules blanchâtres semblables à de fausses membranes. J'ai dit que dans certains cas, comme dans l'*entérite glaireuse*, les garderobes consistent en un liquide filant, glaireux, que les malades rendent avec plus ou moins de douleurs et d'efforts, après plusieurs jours de constipation.

SYMPTÔMES GÉNÉRAUX ET SYMPATHIQUES DE LA DYSPEPSIE.

La plupart des dyspeptiques ont la bouche mauvaise, la langue sale, recouverte d'un enduit blanchâtre, surtout le matin, et l'haleine fétide.

Chez quelques-uns la bouche est sèche, aride et brûlante, ainsi que la gorge.

D'autres, au contraire, sont tourmentés par un véritable ptyalisme. La salive, plus abondante que de coutume, est épaisse, spumeuse, ou d'un aspect savonneux et d'une saveur désagréable. Elle adhère quelquefois en certains points des joues ou du palais, et forme assez souvent, comme l'a remarqué Chomel, une espèce de liséré au fond de la bouche, autour de l'isthme du gosier. En général, chez les dyspeptiques, la salive présente une réaction acide.

Dans certaines dyspepsies, surtout dans la dyspepsie acide et dans la dyspepsie gastralgique, les malades ressentent sur le trajet de l'œsophage un sentiment de brûlure ou de cuisson, désigné sous le nom de *pyrosis*.

La dyspepsie, et particulièrement la dyspepsie flatulente, détermine par la distension excessive du ventre, une gêne mécanique dans les fonctions de la respiration et de la circulation. Des palpitations et une dyspnée plus ou moins grande sont le résultat de l'obstacle apporté à l'expansion thoracique dans l'inspiration.

Indépendamment de cette oppression toute mécanique, il en est une autre de nature nerveuse et qu'il faut attribuer à une influence réflexe exercée par l'estomac sur les poumons, par l'intermédiaire des nerfs pneumogastriques. Dans ce cas les étouffements se produisent en dehors de la dyspepsie flatulente, sans que l'estomac ni les intestins soient distendus par des gaz ou par des aliments, et par conséquent sans que le diaphragme se trouve refoulé.

Il n'est pas rare, principalement chez les gens nerveux, de voir la dyspepsie s'accompagner de bâillements, de pandiculations et d'un état pénible d'inquiétude et d'agacement général.

Quelques dyspeptiques sont sujets à une petite toux sèche, férine, opiniâtre, convulsive, nommée toux *gastrique*. D'autres éprouvent une altération de la voix, un enrouement plus ou moins prononcé, ou même une aphonie complète, pendant toute la durée de la digestion.

Assez souvent la dyspepsie donne lieu à des frissons, à une pénible sensation de refroidissement général, à un sentiment de faiblesse qui peut aller jusqu'à la défaillance, jusqu'à la lipothymie, ou bien à un état de prostration, d'anéantissement des forces, qui rend les personnes impuissantes à accomplir un mouvement ou à se livrer à quelque occupation que ce soit.

Certains dyspeptiques sont sujets à un véritable mouvement fébrile pendant toute la durée du travail digestif. D'autres ont des bouffées de chaleur au visage, une congestion faciale marquée, des battements prononcés dans les artères temporales, des bourdonnements ou des sifflements dans les oreilles, des troubles divers dans la vision, de la céphalée ou de la migraine et un ensemble de phénomènes qui sont tantôt sous la dépendance d'une perturbation momentanée dans la circulation cérébrale, tantôt sous la dépendance d'un état purement nerveux.

Dans le premier cas, la tête est lourde et embarrassée ; l'intelligence paraît absorbée et comme sous le coup d'une obnubilation passagère.

Dans le second cas, les douleurs céphaliques prennent plus particulièrement le caractère de la migraine ou de la névralgie (frontale, sus ou sous-orbitaire, etc.). Assez souvent alors on observe aussi d'autres manifestations névralgiques dans diverses régions du corps : névralgies intercostales, cardialgie, sciatique, palpitations nerveuses. Dans des cas plus rares, la dyspepsie amène la diminution de la sensibilité tactile, pour un temps plus ou moins long.

Ces différents troubles de l'innervation se rencontrent particulièrement dans la dyspepsie gastralgique ou entéralgique, chez des sujets impressionnables et doués d'un tempérament nerveux.

Les troubles de la vision, chez quelques dyspeptiques, peuvent aller jusqu'à l'amblyopie et jusqu'à l'amaurose ; en général, ces phénomènes sont passagers et se montrent surtout pendant le travail pénible de la digestion.

Certains dyspeptiques éprouvent, immédiatement après le repas, une tendance irrésistible au sommeil.

Chez la plupart de ces malades le sommeil, même le sommeil physiologique, celui de la nuit, est mauvais, traversé par des rêves pénibles, par des cauchemars; ou bien il est interrompu, et souvent à des heures régulières, par un malaise indéfinissable ou par quelques-uns des symptômes énumérés précédemment : gêne épigastrique, oppression, douleurs gastriques, coliques, céphalalgie, palpitations, etc.

La plupart des dyspeptiques sont peu aptes aux travaux intellectuels; ils sont enclins à la tristesse et à l'hypochondrie. Quelques-uns deviennent maniaques ou finissent par être atteints de monomanie mélancolique, d'hallucinations, de dégoût de la vie et mettent un terme à leur misérable existence par le suicide.

MARCHE. DURÉE. TERMINAISONS DE LA DYSPEPSIE. —
Chez le plus grand nombre des malades, les phénomènes dyspeptiques se manifestent immédiatement après le repas ou peu de temps après ; chez quelques-

uns, cependant, ils n'apparaissent qu'une ou plusieurs heures après l'ingestion des aliments. Dans ce dernier cas le repas est immédiatement suivi d'un état de bien-être qui répond à la satisfaction du besoin de la faim ; mais ce bien-être est de courte durée, et ne tarde pas à faire place au malaise déterminé par les difficultés ou par les troubles de la digestion.

En général, les phénomènes de la dyspepsie gastrique débutent plus tôt que ceux de la dyspepsie intestinale. La dyspepsie intestinale ne pouvant se manifester qu'au moment où les substances alimentaires ont franchi le pylore, le début de cette indisposition est nécessairement subordonné à la durée de la digestion stomacale.

Quand il y a tout ensemble, chez le même sujet, dyspepsie gastrique et dyspepsie intestinale, les symptômes de cette dernière succèdent immédiatement à ceux de la première, et les continuent sans interruption. Quelquefois les troubles intestinaux se montrent presque immédiatement ou fort peu d'instants après l'ingestion des aliments ; c'est ce qui arrive surtout lorsqu'il y a diarrhée ou, d'une manière plus générale, toutes les fois que l'intestin est doué d'une grande susceptibilité.

La durée des phénomènes dyspeptiques, après chaque repas, est infiniment variable. Elle peut varier suivant certaines circonstances journalières, ou diverses conditions actuelles, suivant la nature, la quantité ou la qualité des aliments et des boissons ingérés. Chez quelques dyspeptiques, la digestion s'opère en cinq ou six heures; chez d'autres, le travail digestif marche avec plus de lenteur encore, et la digestion d'un repas n'est point terminée à l'heure du repas suivant. Il est même des malades qui, ne pouvant digérer en moins de douze ou quinze heures, sont forcés de ne prendre qu'un repas par jour.

Quand la dyspepsie est légère, elle ne se montre pas d'une manière constante et journalière; elle ne revient qu'à des intervalles plus ou moins éloignés, et avec une intensité différente.

Chez quelques malades elle est continuelle et se manifeste après tous les repas, à des degrés divers.

Ordinairement les troubles locaux dominent dans la dyspepsie. Parfois, cependant, les phénomènes sympathiques se développent avec une telle intensité qu'ils masquent les symptômes locaux et qu'ils peuvent en imposer pour une autre maladie.

La dyspepsie est une maladie essentiellement chronique. Sa durée est, pour ainsi dire, illimitée; et beaucoup de sujets restent dyspeptiques pendant une grande partie de leur vie.

Chez quelques-uns, la dyspepsie reste stationnaire, et, sauf de légères variations, se montre pendant longtemps au même degré. Chez d'autres, elle va diminuant et s'amendant peu à peu jusqu'à l'entière guérison. Dans d'autres cas, elle s'aggrave de plus en plus, elle fait des progrès lents mais continus, sans qu'aucun moyen puisse enrayer sa marche.

Tantôt la dyspepsie disparaît sans retour et sans laisser aucune trace de ses atteintes ; tantôt elle cesse pendant quelque temps, puis reparaît après un intervalle plus ou moins long. D'autres fois, comme je l'ai dit précédemment, elle a une durée indéfinie et ne cesse qu'avec la vie.

La persistance des troubles digestifs, dans la dyspepsie, entraîne les conséquences les plus graves pour les phénomènes de l'hématose et de la nutrition. Les organes digestifs ne fournissant plus à l'absorption une proportion suffisante d'éléments alibiles, assimilables, le sang s'appauvrit, la nutrition languit, les forces diminuent, la calorification s'abaisse ; les malades deviennent profondément anémiques ; quelques-uns même présentent tous les signes de la cachexie : amaigrissement général, pâleur de la peau, altération des traits, hydropisie partielle ou générale, tuberculisation, etc.

Dans d'autres cas, comme je l'ai déjà dit, la dyspepsie porte une grave atteinte aux fonctions cérébrales. Certains individus sont sujets à des troubles nerveux très graves ; chez d'autres, l'intelligence s'affaiblit ou subit des dérangements plus ou moins marqués. Quelques dyspeptiques deviennent aliénés, tombent dans une taciturnité profonde, sont atteints de lypémanie, poursuivis par des hallucinations, etc.

En un mot, toutes les perversions intellectuelles peuvent être la conséquence de la dyspepsie intense et prolongée.

Indépendamment des désordres généraux que je viens de décrire, la dyspepsie peut, à la longue, déterminer des lésions locales plus ou moins profondes. En effet, on conçoit aisément que des troubles digestifs fréquemment répétés soient capables de donner naissance à des altérations organiques appréciables, soit dans l'estomac, soit dans les intestins.

DIAGNOSTIC DE LA DYSPEPSIE. — En général, il est facile de reconnaître la dyspepsie aux caractères sémiologiques que j'ai précédemment exposés.

On peut encore, à des signes certains, déterminer le siége des troubles digestifs et distinguer la dyspepsie *gastrique* de la dyspepsie *intestinale*.

Les diverses formes de dyspepie présentent aussi des caractères assez tranchés pour qu'il soit aisé de reconnaître si l'on a affaire à une dyspepsie acide, à une dyspepsie flatulente, à une dyspepsie nerveuse, à une dyspepsie par irritation, etc.

Si ces différents points, relatifs au diagnostic, offrent un certain degré d'importance, il est un problème bien autrement sérieux encore et dont la solution est d'un intérêt de premier ordre au point de vue pratique, c'est celui qui consiste à rechercher si la dyspepsie est primitive ou secondaire, idiopathique ou symptomatique. On comprend quelle valeur s'attache à la solution de ce problème, puisque c'est de là que découlent les principales indications thérapeutiques.

Dans la description que j'ai tracée de la dyspepsie, je me suis appliqué à donner, pour ainsi dire, le type de la dyspepsie essentielle, idiopathique, avec ses différentes nuances. Je vais essayer de dire à quels caractères différentiels on peut la distinguer de la dyspepsie liée soit à une lésion des organes digestifs, soit à l'altération d'organes plus ou moins éloignés.

I. — DIAGNOSTIC DE LA DYSPEPSIE GASTRIQUE.

Gastrite chronique. — Il est incontestable qu'au temps où florissait la doctrine de Broussais, on a dû prendre bien des dyspepsies essentielles pour des gastrites chroniques. Aujourd'hui, par une tendance opposée, on méconnaît volontiers la gastrite au bénéfice de la dyspepsie idiopathique, dont on exagère peut-être ainsi le degré de fréquence. Assurément la gastrite chronique est rare, tandis que la dyspepsie essentielle est commune, mais la fréquence de cette dernière affection ne doit pas faire nier l'existence de la première.

La *gastrite chronique* se distingue par une douleur locale à peu près continue, vague et sourde dans l'état de vacuité, augmentant d'intensité par l'ingestion des aliments et des boissons ; par un sentiment de chaleur dans l'estomac ; par la diminution ou la perte complète de l'appétit ; par l'intolérance absolue des bois-

7

sons stimulantes, des aliments lourds ou copieux; par une appétence marquée pour les boissons douces et froides, les aliments légers et soigneusement choisis. Enfin les émissions sanguines locales soulagent dans la gastrite chronique, tandis qu'elles échouent habituellement et même deviennent nuisibles dans la dyspepsie essentielle.

Le *ramollissement* de la muqueuse gastrique est caractérisé par des vomissements presque continuels, et par une intolérance à peu près invincible de l'estomac pour les aliments.

L'*ulcère simple* de l'estomac, qui a été si bien étudié et si remarquablement décrit par M. Cruveilhier, donne lieu à des douleurs vives, revenant par crises, surtout après l'ingestion des aliments et s'irradiant dans les parois thoraciques; à des vomissements fréquents, où se reconnaît souvent la présence du sang, et à des selles noires.

Une des particularités les plus remarquables de cette affection et qui plus d'une fois m'a suffi pour en établir le diagnostic, c'est la tolérance parfaite de l'estomac pour le lait, alors que la plupart des aliments et des boissons sont obstinément rejetés par le vomissement.

Généralement l'appétit est conservé chez les sujets atteint d'ulcère simple.

Le *cancer* de l'estomac se reconnaît ordinairement à une tumeur dure dans la région épigastrique, à des vomissements ou à des déjections de matières noires, d'une fétidité particulière, aux attributs généraux de la cachexie cancéreuse, et quelquefois à la coexistence d'une lésion de même nature dans une autre région de l'organisme. Pourtant, dans certains cas, la plupart des signes caractéristiques du cancer gastrique font défaut, et le diagnostic alors n'offre plus le même degré de certitude.

Le *rétrécissement de l'orifice cardiaque* de l'estomac ne permet habituellement que l'accès facile des liquides. Les aliments solides, ne pouvant parvenir jusque dans la cavité viscérale, sont rejetés d'une manière opiniâtre et continuelle, non pas en masse, mais, pour ainsi dire, en détail, au fur et à mesure qu'ils touche le point rétréci.

Dans le *rétrécissement de l'orifice pylorique*, les aliments s'accumulent dans l'estomac, le distendent à l'excès, et après un séjour plus ou moins long, qui varie entre une ou plusieurs heures, ils sont vomis, ne pouvant être poussés dans le duodénum.

Les *hernies de la ligne blanche* sont reconnaissables à la laxité, au relâchement particulier de la paroi épigastrique, à la tumeur globuleuse que forme sur ce point une portion de l'estomac. Quelquefois ces hernies sont le siége d'étranglements partiels qui provoquent des douleurs aiguës, des vomissements opiniâtres, persistant dans l'état de vacuité comme dans l'état de plénitude. Ces accidents sont faciles à reconnaître à la promptitude de leur invasion et à la présence de la tumeur herniaire, quand elle est appréciable.

II. — DIAGNOSTIC DE LA DYSPEPSIE INTESTINALE.

La dyspepsie intestinale essentielle doit être distinguée de la dyspepsie intestinale symptomatique d'une *entérite chronique* ou du *cancer* de l'intestin.

L'*entérite* se distingue par la continuité des symptômes, par des coliques fréquentes, par la chaleur du ventre, par une grande sensibilité intestinale, appréciable au palper abdominal, par une diarrhée constante, par une fétidité caractéristique des selles, par un mouvement fébrile peu intense, mais continu, et sujet à des exacerbations sous l'influence de l'ingestion de la plus petite quantité d'aliments.

Le *cancer* de l'intestin peut quelquefois se manifester par la présence d'une tumeur appréciable par le palper abdominal; mais, comme c'est au rectum que siége le plus souvent cette lésion, il est aisé d'en constater l'existence par une exploration directe. Les troubles de la digestion intestinale, les déjections sanglantes mettront sur la voie de cette redoutable maladie; les signes de la cachexie cancéreuse ne laisseront plus tard aucun doute sur le diagnostic, ainsi que j'ai eu occasion de l'observer chez un malade affecté de cancer du côlon transverse, présentant une forme annulaire.

III. — Diagnostic des dyspepsies liées a une lésion fonctionnelle de l'appareil digestif.

1° *Dyspepsie liée à une lésion de la mastication et de l'insalivation.* — J'ai dit que la dyspepsie se rattache quelquefois à une lésion des organes masticateurs ou à une altération de la sécrétion salivaire. Il importe, dans les cas où l'on ne pourra pas découvrir la cause de la dyspepsie dans l'estomac ou dans les intestins, d'examiner avec soin la conformation de la bouche, l'état des dents, de s'assurer de l'intégrité de la sécrétion salivaire et d'étudier les qualités chimiques de la salive. Le papier de tournesol apprendra si elle est alcaline, neutre ou acide. Quant à la présence de la ptyaline, qui est nécessaire, comme je l'ai dit, à la transformation des substances amylacées en sucre, il sera facile de s'en assurer en soumettant à la fermentation ou à l'action du réactif de Barreswil le produit de la digestion salivaire.

2° *Dyspepsie liée à une lésion de la sécrétion gastrique.* — Il n'est pas aussi aisé de reconnaître les dyspepsies liées à une lésion de la sécrétion gastrique. Il est une forme, cependant, dont les caractères sont tellement tranchés que son diagnostic ne saurait présenter aucune difficulté, je veux parler de la dyspepsie causée par *un excès* de suc gastrique. Cette dyspepsie, désignée sous le nom de dyspepsie *acide*, se reconnaît aisément à une sensation de chaleur âcre, de cuisson, de brûlure, que le malade accuse dans la région de l'estomac, derrière le sternum, le long de l'œsophage, à des renvois acides, à des vomituritions fréquentes d'un liquide qui détermine à la gorge un pénible sentiment d'aigreur. Chez les sujets atteints de dyspepsie acide, les phénomènes de la maladie se manifestent d'autant plus sûrement et avec d'autant plus d'énergie que les aliments sont plus légers et ont été ingérés en plus petite quantité ; la viande et les substances albuminoïdes sont bien digérées, et la digestion s'opère d'autant mieux, en général, que la proportion d'aliments est plus considérable, ce qui s'explique en ce que l'excès du suc gastrique se trouve, pour ainsi dire, neutralisé par l'excès des substances albuminoïdes ingérées.

L'insuffisance de la sécrétion gastrique se décèle par des signes opposés : lenteur de la digestion stomacale, élaboration difficile de la viande et des substances albuminoïdes.

Les mêmes symptômes serviront à caractériser la dyspepsie liée à une sécrétion trop abondante de mucus stomacal.

Mais ce qui peut jeter le plus grand jour sur le diagnostic, dans tous les cas qui précèdent, c'est l'examen des matières rejetées par le vomissement. Cet examen sera particulièrement utile pour constater l'insuffisance ou le défaut de la sécrétion gastrique, dont les signes sont plus obscurs que ceux qui appartiennent à la dyspepsie acide.

3° *Dyspepsie liée à une lésion de la sécrétion pancréatique.* — On reconnaît que la dyspepsie est liée à une lésion du pancréas, en ce que la digestion des féculents et surtout des matières grasses s'accomplit d'une manière difficile, imparfaite et même, dans quelques cas, tellement insuffisante que les substances grasses passent en nature dans les garderobes.

C'est ici le lieu de revenir sur cette variété de dyspepsie que M. Corvisart nomme *duodénale*, et qu'il attribue à une élaboration incomplète des aliments albuminoïdes (voy. p. 88), résultant de la viciation, de l'insuffisance ou de l'absence du suc pancréatique.

« Une dyspepsie duodénale secondaire, dit-il, peut provenir d'une insuffisance presque absolue de la division que le suc gastrique fait au moins subir aux aliments qu'il n'a pas encore transformés en peptone. La digestion pancréatique est alors plus lente, comme est plus lente la digestion gastrique lorsque les dents n'ont pas suffisamment broyé les aliments.

» Une dyspepsie duodénale secondaire peut encore provenir, ou d'une surabondance excessive du suc gastrique ou d'une insuffisance de l'anneau pylorique ; car, dans ces deux cas distincts, le suc gastrique arrive dans le duodénum en y conservant malheureusement son activité, qui nuit dès lors à celle du suc pancréatique.

» Une troisième espèce de dyspepsie duodénale secondaire peut provenir d'une insuffisance dans la sécrétion biliaire, cette insuffisance amenant (par défaut d'anéantissement de l'activité du suc gastrique dans le duodénum) le même fâcheux effet que dans les deux cas précédents.

» Certains symptômes de dyspepsie, de gastralgie, d'entéralgie, d'hépatalgie, peuvent être attribués à tort à l'estomac, à l'intestin, au foie, et ne résulter que de l'absorption, par la veine porte, du suc pancréatique, trop abondant, trop actif ou trop irritant.» (CORVISART, *Mémoire déjà cité.*)

Ces considérations pathologiques ne sont que les déductions, les corollaires des expériences de M. Corvisart sur la digestion des substances azotées par le suc pancréatique. On n'a pas oublié les réserves que j'ai faites à l'égard de ces expériences, qui m'ont paru avoir besoin de confirmation. Je ne saurais donc adopter non plus, quant à présent, les conséquences pratiques qu'en tire M. Corvisart ; je me contente de les soumettre à l'appréciation du lecteur.

4° Dyspepsie liée à une lésion de la sécrétion biliaire. — On aura lieu de penser que la dyspepsie intestinale se rattache à une lésion de la sécrétion biliaire par excès ou par défaut, suivant la nature des déjections alvines. L'excès est caractérisé par la diarrhée bilieuse, le défaut par la décoloration des matières fécales et par la teinte ictérique des conjonctives, de la peau et de l'urine.

5° *Dyspepsie liée à une lésion du péritoine, du foie et de la rate.* — Les accidents dyspeptiques peuvent être causés et entretenus par une lésion chronique du péritoine.

Dans la péritonite chronique et la péritonite tuberculeuse, le ventre est tendu, dur, rénitent, dépourvu de sa souplesse habituelle et douloureux à la plus légère pression. Les douleurs sont sujettes à des redoublements, à des exaspérations fréquentes, tantôt spontanées, tantôt provoquées par les mouvements intestinaux qui suivent l'ingestion des aliments ou des boissons. Dans certains cas, l'auscultation décèle un bruit de frottement pseudo-membraneux, et généralement la percussion témoigne d'un épanchement ascitique plus ou moins étendu.

Ces symptômes locaux empruntent une haute valeur diagnostique à la coexistence de certains phénomènes généraux, tels que la fréquence, la petitesse, la concentration du pouls, l'altération spéciale des traits et l'amaigrissement profond contrastant avec le volume exagéré de l'abdomen.

Lorsque rien ne permet de rattacher la dyspepsie à une des altérations précédentes, il faut porter son attention sur le foie ou sur la rate, et recourir à tous les moyens d'exploration propres à éclairer sur l'état de ces viscères. La plupart des lésions du foie et de la rate ont des caractères tellement tranchés qu'il est généralement facile de les reconnaître. Mais il en est deux, et des plus graves, dont le diagnostic offre une grande obscurité, surtout au début, la cirrhose d'une part et la leucocythémie de l'autre. Ce n'est pas ici le lieu d'exposer la sémiologie particulière à ces deux affections. Il suffit que je signale les embarras que leur existence peut jeter dans le diagnostic de la dyspepsie, pour que chacun s'efforce d'éviter soigneusement toute méprise à cet égard.

IV. — DIAGNOSTIC DES DYSPEPSIES SYMPATHIQUES.

Je n'insisterais pas sur le diagnostic des dyspepsies sympathiques ou liées à des lésions affectant des organes éloignés de l'appareil digestif, s'il n'était pas de la plus haute importance, en pratique, de remonter à l'origine réelle des troubles gastriques ou intestinaux, et de les rattacher à leur cause réelle. Il est une vérité, pour ainsi dire élémentaire en pathologie, ou plutôt un fait d'une évidence notoire, c'est que la dyspepsie accompagne toutes les maladies chroniques. Quelques-unes de ces maladies sont d'un diagnostic si facile, que nul ne pourra se méprendre sur la nature des accidents sympathiques, provoqués et entretenus par elles dans les organes digestifs. Ainsi, personne ne méconnaîtra la dyspepsie liée à une lésion organique des voies respiratoires, ou à une affection des centres nerveux.

Mais, à côté de ces dyspepsies faciles à rattacher à

leurs vraies causes, combien d'autres dont l'origine est obscure et dont le point de départ est souvent ignoré ! C'est là-dessus que je crois utile d'appeler l'attention des praticiens, dans ce paragraphe consacré au diagnostic.

Parmi ces dyspepsies symptomatiques ou sympathiques, d'une origine obscure, je signalerai principalement celles qui se rattachent à certaines affections chroniques des organes génito-urinaires, chez l'homme et chez la femme, à la chloro-anémie, aux diathèses rhumatismale, goutteuse, herpétique, dartreuse, etc., enfin à certaines intoxications lentes, telles que l'empoisonnement miasmatique et paludéen et la saturation saturnine.

Toutes les fois qu'on ne découvre pas la raison de la dyspepsie dans une lésion de l'appareil digestif ou dans une altération profonde des poumons, du cœur ou des centres nerveux, il faut en chercher la source dans une des conditions étiologiques que je viens d'énumérer.

Le sexe, l'âge, la constitution, le tempérament, la profession, les habitudes et les antécédents morbides du sujet mettront aisément sur la voie dans cette sorte d'examen.

Un certain nombre de jeunes gens ou même d'hommes faits se plaignent de digestions laborieuses, accompagnées ou non de crampes d'estomac et de phénomènes gastralgiques. Ils ont en même temps des douleurs dans les lombes, des faiblesses dans les jambes, la tête lourde ou embarrassée, la face pâle, les traits fatigués, les yeux cernés, la corps amaigri, la vue trouble; ils ont du penchant à la tristesse et à l'apathie; leur mémoire s'émousse, leur intelligence devient lente et paresseuse, en un mot, toutes les forces du corps et de l'esprit ont subi, chez eux, un échec sensible. La cause de ces troubles organiques et de cet affaiblissement intellectuel est le plus souvent dans des *pertes séminales*, ou ce qui n'en diffère point, dans des *abus vénériens*.

Des femmes, dyspeptiques depuis longtemps, ont eu recours à tous les traitements les plus vantés contre la dyspepsie; ces médications variées sont demeurées stériles. Interrogez avec soin ces malades sur l'état fonctionnel des organes générateurs, souvent vous apprendrez qu'elles ont des pertes blanches, qu'elles sont mal ou irrégulièrement réglées; qu'elles éprouvent tantôt d'une manière continue, tantôt d'une manière intermittente et irrégulière, des malaises, des pesanteurs, des tiraillements, des élancements ou d'autres genres de douleurs dans le bas-ventre. Si vous les examinez au spéculum, vous trouverez les signes d'une métrite du col, ou peut-être plus fréquemment encore l'écoulement glaireux caractéristique de la métrite interne. Ici le diagnostic n'offre pas de difficultés sérieuses; les troubles menstruels et les flueurs blanches sont de ces phénomènes sensibles, de ces signes évidents qui ne permettent pas l'erreur ou la méprise. L'étroite liaison de la dyspepsie et de la leucorrhée est même devenue un fait tellement commun, tellement vulgaire, qu'il n'échappe généralement point à l'attention des malades elles-mêmes. Toutefois, nous verrons, à propos de la thérapeutique, combien les idées de la plupart des médecins s'écartent à cet égard de la vérité clinique, et combien elles ont besoin d'être modifiées pour conduire à des indications rationnelles.

Mais, s'il est assez facile de remonter à la cause de la dyspepsie sympathiquement liée à la métrite ou à la dysménorrhée, il n'est pas aussi aisé de reconnaître l'origine des troubles gastriques ou intestinaux, symptomatiques des phlegmasies péri-utérines. Ces dernières lésions, quand elles ne s'accompagnent pas simultanément de métrite, sont quelquefois d'un diagnostic difficile ; très souvent même elles sont méconnues. Ce n'est pas ici le lieu d'en rappeler les symptômes importants ou les signes caractéristiques ; on les trouvera longuement exposés dans mon *Traité des maladies de l'utérus et de ses annexes ;* je dirai seulement qu'il ne suffit pas, dans l'examen des organes génitaux de la femme, de vérifier par le toucher et par le spéculum l'état du col utérin, la situation et le volume de la matrice, la direction respective du corps et du col ; il faut encore procéder soigneusement à l'exploration des tissus voisins de l'utérus, constater la forme, la consistance, le degré de sensibilité et les modifications circulatoires de la région péri-utérine. Un noyau d'engorgement, variable dans sa grosseur et sa dureté, plus ou moins sensible à la pression et côtoyé ou simplement avoisiné par une ou plusieurs artères dont les pulsations sont aisées à sentir : à ces principaux signes on reconnaîtra l'existence d'un phlegmon péri-utérin. Or, cette lésion, tout aussi bien que la métrite, éveille des sympathies pathologiques dans l'estomac ou dans les intestins.

Parmi les affections du tube intestinal symptomatiquement liées aux maladies utérines ou péri-utérines, il en est une sur laquelle je crois avoir le premier fixé plus spécialement l'attention des praticiens ; c'est l'*entérite glaireuse*, déjà signalée, page 87 de cet ouvrage. Je l'ai décrite dans mon *Traité des maladies de l'utérus*, p. 373 ; et si je la mentionne ici, c'est qu'il est permis, ce me semble, de la rattacher comme espèce à la dyspepsie intestinale, ainsi que je l'ai montré plus haut.

La dyspepsie est si fréquente chez les chloro-anémiques, qu'il est inutile d'insister sur la nécessité de constater les signes pathognomoniques de la chlorose ou de l'anémie, toutes les fois qu'on aura quelque raison de soupçonner que les troubles digestifs sont liés à l'appauvrissement du sang.

Mais si la chloro-anémie peut engendrer la dyspepsie en diminuant la puissance fonctionnelle du tube digestif, la dyspepsie peut, à son tour, donner naissance à la chloro-anémie, en abaissant la proportion des éléments nutritifs destinés à la confection du sang.

Or, au point de vue pratique, ainsi que nous le verrons à propos du traitement, il importe beaucoup de savoir lequel de ces deux états morbides a précédé et engendré l'autre. On parviendra à résoudre facilement cette question en analysant avec soin la succession des phénomènes propres aux deux affections.

Les dyspepsies liées à certaines cachexies, telles que l'empoisonnement miasmatique et paludéen, l'intoxication saturnine, la diathèse syphilitique, ne sont pas toujours faciles à rattacher à leur véritable cause, surtout s'il n'existe aucune lésion actuellement apparente qui puisse mettre sur la voie. Dans ces cas obscurs on puise des renseignements précieux dans l'étude des antécédents du malade, de sa profession, de ses habitudes, des lieux où il a séjourné, et dans la détermination des signes propres aux diverses cachexies que je viens d'énumérer.

A l'occasion de l'étiologie, j'ai dit que la dyspepsie est assez commune chez les goutteux, les rhumatisants et les dartreux. Il n'est pas difficile de reconnaître la relation des troubles digestifs avec ces divers états diathésiques toutes les fois que ces derniers se décèlent par des manifestations caractéristiques ; mais quelquefois la dyspepsie se développe longtemps auparavant, et alors le diagnostic présente une obscurité réelle. Ceci s'applique surtout aux goutteux. Dans ce cas, la connaissance des commémoratifs, et particulièrement de l'hérédité, peut nous aider à découvrir la nature de la dyspepsie. Mais heureusement ce n'est pas ainsi que les choses se passent le plus souvent. En général, les phénomènes diathésiques se montrent les premiers et alternent avec les troubles dyspeptiques. Le diagnostic n'offre alors aucun embarras.

PRONOSTIC DE LA DYSPEPSIE. — Le pronostic de la dyspepsie varie suivant la forme, le degré et l'ancienneté de l'affection, ainsi que suivant certaines influences étiologiques : l'âge, le sexe, la constitution, l'hérédité, la profession, le genre de vie, le régime habituel.

Enfin, il importe de tenir compte aussi des effets du traitement antérieur.

La dyspepsie simple, dégagée de toute complication, de toute lésion grave ou profonde, soit locale, soit générale, n'offre ordinairement aucune gravité.

Les dyspepsies acide et alcaline, résultant d'une altération sécrétoire à-laquelle la chimie physiologique nous a appris à remédier sûrement, sont faciles à soulager et même à guérir par un traitement rationnel, basé sur la notion de la cause et la nature de l'altération.

Les dyspepsies nerveuses, soit gastralgiques, soit entéralgiques, ont le triple inconvénient d'occasionner toujours des souffrances plus ou moins vives, d'être sujettes à récidive ou de se montrer souvent rebelles aux moyens thérapeutiques, en raison de l'extrême susceptibilité nerveuse, particulière aux personnes qui en sont atteintes.

La même remarque est applicable à la dyspepsie flatulente, qui est très souvent liée à la dyspepsie nerveuse.

Quant à la dyspepsie par irritation, je n'hésite pas à dire que, étant généralement méconnue, elle est une des formes les plus opiniâtres et les plus difficiles à guérir. Non-seulement la plupart des médecins ne la guérissent pas, mais, en général, on l'aggrave par une médication intempestive. Pour ceux qui ont étudié cette affection et qui savent la distinguer des autres variétés de dyspepsie, il est assez facile d'en triompher à l'aide du traitement que j'indiquerai dans la suite.

Il est superflu de dire que la dyspepsie, quelle que soit sa forme, est d'autant plus grave, d'autant plus difficile à guérir, qu'elle est plus intense et plus ancienne.

Une dyspepsie légère, caractérisée seulement par la lenteur et la difficulté habituelle des digestions, ne porte pas à la santé des atteintes sérieuses. Il en est tout autrement d'une de ces dyspepsies intenses, dans lesquelles les substances alimentaires sont imparfaitement ou mal élaborées et qui s'accompagnent de vomissements fréquents ou de diarrhées abondantes. Ces dyspepsies ne tardent pas à amener des désordres graves dans l'économie et, si on n'y apporte un prompt remède, tous les phénomènes du dépérissement et du marasme.

La mort, dans ces cas heureusement rares, peut être la funeste conséquence de la dyspepsie.

La dyspepsie est plus grave aux deux périodes extrêmes qu'à la période moyenne de la vie. L'intégrité des fonctions digestives est également nécessaire aux enfants pour fournir à leur développement régulier, et aux vieillards pour soutenir une existence fragile et un organisme chancelant; la dyspepsie ne présente pas la même gravité chez l'adulte, qui offre une plus grande force de résistance aux atteintes de la maladie et aux causes de destruction, et qui subit aussi plus efficacement l'influence bienfaisante des remèdes.

En général, la dyspepsie est plus tenace, plus difficile à guérir et, partant, plus sérieuse chez la femme que chez l'homme. La délicatesse de la constitution, la prédominance du système nerveux, la disposition chloro-anémique et l'exercice de certaines fonctions spéciales, menstruation, grossesse, allaitement, sont autant de causes qui entretiennent, chez la femme, les troubles dyspeptiques ou qui l'exposent d'une manière plus ou moins facile à leur retour.

Dans le pronostic de la dyspepsie il faut, comme dans le pronostic de toutes les maladies, prendre en suffisante considération l'état de la constitution. Lesréflexions que je pourrais faire sur ce point ne présentent rien d'assez particulier pour qu'il soit nécessaire d'y insister.

La profession, le genre de vie, le régime habituel, l'ensemble des conditions hygiéniques au milieu desquelles vit le malade, exercent une action incontestable sur la marche de la dyspepsie, sur sa durée et sur le degré d'intensité de ses symptômes. J'ai dit, à propos de l'étiologie, qu'il y avait des professions, des habitudes, des influences climatériques, météorologiques ou telluriques, qui faisaient naître la dyspepsie. Il est clair que l'action persistante des mêmes influences sera pour la dyspepsie déclarée une cause perpétuelle d'aggravation ; telles sont les professions sédentaires, les métiers à températures extrêmes, les arts insalubres, le séjour dans les lieux malsains, les climats excessifs, les chaleurs vives de l'été, les excès de table, l'intempérance du boire et du manger, l'irrégularité des repas, les fatigues intellectuelles, les veilles prolongées, les émotions d'une vie agitée, etc.

Une des conditions étiologiques qui ont le plus d'importance pour le pronostic de la dyspepsie, c'est l'hérédité. Les troubles dyspeptiques sont liés dans ce cas à une aptitude organique spéciale qui leur imprime un caractère particulier de ténacité, et qui rend souvent infructueuses les tentatives de traitement les plus rationnelles. Je ne saurais trop appeler l'attention sur ce sujet, ni trop recommander de tenir compte des influences héréditaires, quand on peut sûrement les découvrir.

Je ne dirai rien du pronostic des dyspepsies symptomatiques et sympathiques. Il est évidemment subordonné à la nature même et à la gravité de la lésion dont les troubles digestifs ne sont que l'expression immédiate ou éloignée.

CHAPITRE V.

THÉRAPEUTIQUE DE LA DYSPEPSIE.

Il est peu de maladies qui donnent lieu à des indications thérapeutiques plus variées et en même temps plus nettes, plus formelles que la dyspepsie. Il est clair qu'on ne saurait adopter une formule unique de traitement pour un état pathologique qui se traduit par des formes si diverses et qui reconnaît des causes si différentes.

Comme la thérapeutique d'une affection si fréquente

que la dyspépsie me paraît offrir un intérêt prédominant, je me propose de m'étendre longuement sur ce sujet.

J'exposerai d'abord une à une les diverses médications en usage ; puis, après cette sorte d'analyse thérapeutique, je dirai à quelles formes de la dyspepsie chacune de ces médications convient ; je m'appliquerai, dans un résumé synthétique, à poser nettement les indications et les contre-indications afférentes à chaque variété.

Enfin, je m'étendrai longuement sur l'alimentation et le régime, que l'on peut regarder à juste titre comme un des éléments les plus importants de la thérapeutique de la dyspepsie.

Des diverses médications de la dyspepsie.

MÉDICATION ÉMOLLIENTE.

Les agents de cette médication sont les substances gommeuses, mucilagineuses et féculentes, telles que l'eau de gomme, les décoctions d'orge, de gruau, de chiendent, de graines de lin, etc.

On a prodigieusement abusé de la médication émolliente sous l'empire de l'école physiologique, mais aujourd'hui cette médication a subi le sort de la gastrite, qu'elle était destinée à combattre. Autant la gastrite est devenue rare, autant la médication émolliente est rarement appliquée aux affections chroniques de l'estomac. On n'y a recours que dans les cas où elle est commandée par une indication formelle, c'est-à-dire lorsqu'il existe des phénomènes non équivoques d'irritation ou d'inflammation gastro-intestinale.

Dans les circonstances où il est nécessaire d'imposer aux organes digestifs le repos le plus complet possible, où il faut à la fois tarir les sécrétions et modérer les mouvements viscéraux, les émollients doivent être prescrits; ils conviennent donc, au premier chef, dans la dyspepsie par irritation. Mais les solutions et les décoctions employées devront être légères, administrées prudemment et par petites doses, de manière à ne pas charger l'estomac, ni le contraindre à un travail digestif aussi pénible, aussi fatigant, que le serait celui d'aliments solides.

Il est inutile d'ajouter, après ce que je viens de dire, que la médication émolliente ne convient nullement dans les cas de dyspepsie caractérisés par une atonie des organes digestifs et par un défaut ou une insuffisance de sécrétion des sucs gastriques ou intestinaux.

MÉDICATION CALMANTE ET ANTISPASMODIQUE.

Cette médication comprend l'opium et ses dérivés (laudanum, morphine, codéine), la belladone et l'atropine, la jusquiame, le datura stramonium, la valériane, le chloroforme, l'éther, l'oxyde de zinc, etc.

La médication calmante et antispasmodique convient dans les dyspepsies gastralgiques et entéralgiques, où la douleur est le symptôme prédominant, chez les personnes nerveuses et sujettes aux névralgies.

Telle est l'indication générale.

Mais il serait difficile de préciser davantage et d'établir des règles plus formelles sans s'exposer à se mettre en contradiction avec l'expérience de tous les jours.

L'observation nous apprend, en effet, qu'en matière de calmants et d'antispasmodiques surtout, rien n'est variable comme les effets du même médicament sur des organisations différentes, et qu'il n'est point d'organe plus capricieux que l'estomac atteint de dyspepsie gastralgique.

Quelques malades sont soulagés par l'opium, d'autres ne peuvent le tolérer et le vomissent aussitôt.

Ceux-ci éprouvent un calme soudain sous l'influence de l'éther; ceux-là, au contraire, sentent leurs douleurs augmenter et même devenir intolérables après l'administration de ce médicament.

Il ne suffit pas de discerner les cas dans lesquels les narcotiques, les calmants, proprement dits, doivent être préférés aux antispasmodiques. Il faut encore le plus souvent faire un choix parmi ces deux classes de médicaments et déterminer quelle est la préparation qui convient le mieux aux idiosyncrasies, aux dispositions individuelles et dont s'accommodent le plus volontiers les caprices des organes digestifs.

Il est impossible, à cet égard, de formuler aucun précepte absolu. Ce n'est que par un hasard heureux ou par des tâtonnements habilement dirigés qu'on parviendra à se fixer sur ce point.

Lorsqu'on ne trouve pas d'emblée la préparation la plus efficace, on doit recourir successivement et empiriquement à l'emploi des préparations analogues et voisines, en procédant des plus usuelles et des plus anodines aux plus actives et à celles qu'on emploie le plus rarement. S'il s'agit, par exemple, des préparations opiacées, on administre d'abord l'extrait d'opium, ou l'opium brut ; si ces deux préparations ne réussissent pas, on a recours au laudanum ; et si le laudanum est mal supporté, on administre la morphine ou la codéine.

Quelquefois il est utile d'associer deux ou plusieurs substances narcotiques ou antispasmodiques. Ainsi, l'opium et la belladone peuvent s'administrer avantageusement avec la valériane ou l'oxyde de zinc.

La méthode que je viens d'indiquer a le défaut d'être empirique et presque grossière, je l'avoue ; mais il est plus sage, en thérapeutique, de procéder ainsi par tâtonnements, dans les cas obscurs et incertains, que de faire courir aux malades les risques d'un traitement hasardeux.

Les calmants et les antispasmodiques, dans les

dyspepsies nerveuses, s'administrent suivant les cas, soit peu de temps avant le repas, soit à un moment éloigné du repas.

Quand l'ingestion des aliments est accompagnée de douleurs, de nausées et de vomissements, il faut administrer les calmants peu de temps avant le repas, soit une heure, soit une demi-heure, afin de calmer la susceptibilité gastro-intestinale et de faire tolérer plus facilement les aliments par l'estomac et par les entrailles.

On donne, au contraire, les calmants un plus ou moins longtemps après avoir mangé, lorsque les douleurs gastralgiques ou entéralgiques se manifestent en dehors des repas, et à une époque éloignée de la période digestive.

Les calmants et les antispasmodiques s'administrent à l'intérieur et à l'extérieur.

A l'intérieur, les narcotiques se donnent à faibles doses d'abord, puis, s'il y a lieu, à doses progressivement croissantes.

On commence par 1 centigramme d'extrait d'opium et, s'il est nécessaire, on en élève graduellement la dose, en augmentant d'un centigramme chaque fois.

Le laudanum se donne depuis 2 ou 3 gouttes, jusqu'à 5, 6, 7, 8, 9 ou 10 gouttes.

La morphine, depuis 5 milligrammes jusqu'à 1 et 2 centigrammes et au delà.

De même pour les préparations de belladone et de datura stramonium.

La valériane se prend en extrait ou en poudre, depuis 5 jusqu'à 20 centigrammes et plus.

L'éther et le chloroforme se prescrivent à la dose de 1 à 5 gouttes, soit sur un morceau de sucre, soit dans une petite quantité d'eau sucrée.

Les perles d'éther du docteur Clertan constituent une manière excellente et commode d'administrer l'éther.

L'oxyde de zinc est rarement prescrit contre la gastralgie et l'entéralgie. Dans les cas où il est utile d'y recourir, on doit également l'administrer à faibles doses, depuis 1 jusqu'à 10 ou 15 centigrammes.

A l'extérieur, les substances calmantes s'appliquent suivant différents procédés :

On fait sur la région épigastrique ou sur le ventre des frictions, des onctions et des fomentations avec le baume tranquille et des pommades ou des liniments composés avec de l'opium, du laudanum, de la morphine, de la belladone, du datura stramonium, etc.

On applique sur ces mêmes parties des cataplasmes laudanisés, ou des compresses arrosées d'éther ou de chloroforme.

Souvent on a recours à l'administration de la morphine par la méthode endermique, qui consiste, ainsi que chacun le sait, à saupoudrer de morphine (1 à

4 centigrammes) le derme préalablement mis à nu par un vésicatoire de très petite dimension.

On peut encore introduire sous l'épiderme la morphine dissoute dans quelques gouttes d'eau acidulée, à l'aide d'une lancette chargée de cette préparation, et avec laquelle on pratique à la peau plusieurs piqûres superficielles comme s'il s'agissait d'une inoculation.

Un procédé qui dérive de celui-ci consiste à faire pénétrer au delà du derme, jusque dans le tissu cellulaire sous-cutané, au moyen de la petite seringue de Pravaz, une ou plusieurs gouttes d'une solution de morphine ou d'atropine. M. Béhier a vulgarisé récemment en France cette petite opération sous le nom de *méthode hypodermique.*

MÉDICATION RÉVULSIVE.

Cette médication comprend une série de moyens destinés à produire sur la peau une action dérivative. Ce sont les rubéfiants et les escharotiques (sinapismes et cataplasmes sinapisés — préparations ammoniacales), le pinceau électrique ; — l'huile de croton tiglium ; — le tartre stibié ; — le vésicatoire ; — le cautère et le moxa.

La médication révulsive doit être employée dans tous les cas de dyspepsie accompagnés d'un état d'irritation de la muqueuse gastro-intestinale, soit que cette irritation soit primitive et ait déterminé la dyspepsie, soit que l'irritation soit secondaire et consécutive et qu'elle entretienne et complique l'état dyspeptique.

J'ai déjà eu l'occasion de dire combien cette irritation de la muqueuse digestive passait généralement inaperçue, et combien elle était méconnue par la majeure partie des médecins. J'ai essayé d'en tracer les caractères et de préciser, autant que l'observation clinique le permet, les signes diagnostiques à l'aide desquels on peut arriver à découvrir ou à soupçonner l'existence de cette lésion.

Lorsque cette irritation existe, il est important de la combattre avant de songer à attaquer la dyspepsie par d'autres moyens. Tous les remèdes, habituellement employés contre ce dernier état morbide, échouent ou même aggravent le mal, tant qu'on laisse subsister quelque trace d'irritation.

Il est donc de la plus haute utilité de savoir convenablement manier les révulsifs cutanés, qui constituent les moyens les plus efficaces contre cette forme de dyspepsie.

Quand l'irritation est légère, superficielle et de date récente, l'emploi des rubéfiants peut suffire à la dissiper. On a recours alors avec une certaine persévérance à des applications réitérées de sinapismes ou de cataplasmes sinapisés sur le creux de l'estomac ; on peut encore pratiquer dans cette région des frictions ou des fomentations avec de l'ammoniaque étendue d'eau ou avec quelque préparation renfermant cet agent, comme le liniment volatil camphré, etc.

L'électricité promenée sur la peau de l'épigastre, à l'aide du pinceau électrique, y détermine une rubéfaction assez intense, accompagnée d'une douleur légère, analogue à celle que provoque l'application de la moutarde ou d'une liqueur ammoniacale. L'emploi du pinceau électrique peut donc suppléer les applications sinapiques. Il réussit surtout dans les cas où la dyspepsie par irritation se complique de douleurs gastralgiques légères, l'électricité étant, comme on le sait, un modificateur énergique de la sensibilité.

Mais le remède par excellence contre la dyspepsie par irritation, celui qui m'a réussi le mieux et le plus sûrement jusqu'à présent, c'est l'huile de croton tiglium, employée en onctions dans la région de l'épigastre, soit pure, soit mélangée avec quelques gouttes d'huile blanche ou d'huile d'amandes douces. On peut encore recourir à une pommade composée d'huile de croton ou à un sparadrap où ce précieux révulsif se trouve incorporé. Mais c'est aux onctions avec l'huile même que je donne la préférence.

On sait que l'huile de croton produit d'abord sur la peau une rubéfaction assez intense, suivie d'une démangeaison vive, quelquefois même d'une cuisson assez marquée. Au bout d'un temps qui varie d'une à plusieurs heures, suivant la délicatesse de la peau, la durée de la friction et le degré de concentration du liniment employé, la partie rubéfiée de la peau se recouvre d'une éruption miliaire, ordinairement très confluente, constituée par une agglomération de petites vésicules assez analogues à des sudamina. Ces vésicules renferment un liquide clair, transparent, homogène, et se rompent au bout d'un temps assez court, laissant, pendant quelques jours ou même quelques semaines, sur la peau un semis de petites taches caractéristiques.

Quelquefois, lorsque la peau est fort délicate, ou quand les onctions ont été trop prolongées, l'huile de croton peut donner lieu à une véritable éruption pustuleuse, analogue à celle que détermine le tartre stibié.

En général, il faut éviter de produire un effet aussi intense.

Si l'application de l'huile de croton détermine des démangeaisons importunes ou une cuisson opiniâtre, on y remédie promptement en saupoudrant légèrement la peau avec de la poudre d'amidon.

J'ai recours aux onctions avec l'huile de croton dans presque tous les cas de dyspepsie gastro-intestinale accompagnée d'un degré quelconque d'irritation.

Dans les cas légers, une seule onction suffit habituellement pour dissiper l'état d'irritation.

Dans les cas où l'irritation est plus intense, ceux dans lesquels elle est invétérée, je suis obligé de recourir à deux, trois et quelquefois quatre applications successives d'huile de croton. C'est en employant ce médicament avec persévérance que j'ai réussi souvent à améliorer ou à guérir des dyspepsies qui avaient résisté longtemps aux moyens les plus variés, même à l'application des vésicatoires.

Il est donc des cas, où il est nécessaire de revenir souvent et avec constance à l'emploi de ce précieux révulsif.

Il est très remarquable que l'huile de croton réussisse quelquefois là où des révulsifs plus énergiques, comme les vésicatoires, ont échoué.

Cela tient, je crois, à ce que l'huile de croton produit un effet révulsif suffisamment énergique, sans provoquer à la peau l'excitation souvent fort douloureuse, quelquefois même intolérable, qu'y détermine le vésicatoire.

L'huile de croton a l'avantage d'agir sans dépouiller le derme et sans mettre à nu les papilles nerveuses, de sorte qu'elle révulse sans surexciter douloureusement la sensibilité locale.

D'après ce qu'il vient d'être dit, c'est à l'huile de croton qu'il faut recourir, en général, pour combattre l'irritation qui accompagne assez souvent la dyspepsie.

On n'emploiera les vésicatoires ou les préparations stibiées que dans les circonstances rares où l'huile de croton aurait été insuffisante à triompher de cette lésion. Ces deux derniers révulsifs, agissant aussi sur les papilles nerveuses comme des modificateurs de la sensibilité, trouvent spécialement leur application dans les dyspepsies gastralgiques, soit simples, soit accompagnées d'un certain degré d'irritation.

Les cautères et les moxas sont des moyens presque tombés en désuétude, dans le traitement de la dyspepsie. On ne doit y recourir qu'à la dernière extrémité et lorsqu'une expérience bien formelle a prouvé l'impuissance des moyens ordinaires et des procédés que je viens d'indiquer. Mais dans ces cas, il est probable qu'on aurait affaire, non plus à une simple irritation, mais à une véritable gastrite.

DE LA MÉDICATION ALCALINE.

Cette médication convient surtout dans la dyspepsie acide, mais elle est souvent utile encore dans d'autres variétés de la dyspepsie. Les alcalins, en effet, ne possèdent pas seulement la propriété de neutraliser l'excès d'acidité du suc gastrique ; ils ont aussi pour résultat, ainsi que les expériences de M. Cl. Bernard l'ont démontré, d'exciter la sécrétion de ce suc.

L'emploi des alcalins est donc indiqué :

1° Dans les dyspepsies accompagnées d'aigreurs, d'éructations acides ;

2° Dans les dyspepsies simples, essentiellement caractérisées par la lenteur du travail digestif, pouvant se rattacher à l'insuffisance de la sécrétion du suc gastrique.

La médication alcaline est contre-indiquée dans les dyspepsies nerveuses (gastralgiques) et dans les dyspepsies liées à une irritation gastrique.

Dans un certain nombre de cas il est difficile de préciser d'une manière aussi nette les indications et les contre-indications des alcalins. On peut alors, à moins de contre-indications formelles, essayer la médication alcaline, en ayant soin de tenir compte des effets produits.

La médication alcaline comprend : le bicarbonate de soude, l'eau de chaux, le carbonate de chaux, la magnésie, le carbonate de magnésie, les eaux minérales alcalines de Vichy, de Pougues, d'Ems, etc., et toutes les substances qui renferment des sels à bases alcalines, comme les yeux d'écrevisses, les écailles d'huîtres, les coquilles d'œufs, les cendres de certains végétaux, le charbon végétal, etc.

Les doses de ces substances varient suivant les indications qu'il s'agit de remplir.

1° Les alcalins se donnent à doses élevées dans les cas de dyspepsie acide, c'est-à-dire quand il faut neutraliser l'excès d'acidité du suc gastrique ; dans ces cas aussi, on doit prescrire les alcalins de préférence pendant et après le repas, durant la période digestive.

2° Les alcalins s'administrent, au contraire, à faibles doses dans les dyspepsies atoniques, liées à un défaut de sécrétion gastrique. De petites proportions d'alcalins suffisent alors pour exciter cette sécrétion. Alors aussi, les alcalins doivent se prendre, de préférence, quelques moments avant le repas, dix ou quinze minutes.

Le bicarbonate de soude se donne depuis 10 centigrammes jusqu'à 1 gramme, tantôt à la fois, tantôt par doses fractionnées, pendant le repas ou durant le travail digestif.

C'est le plus usité des médicaments alcalins.

La magnésie, les carbonates de chaux et de magnésie s'administrent aux mêmes doses ; mais on arrive rarement jusqu'à un gramme, dans la crainte de déterminer une action purgative.

Les poudres d'yeux d'écrevisses, d'écailles d'huîtres, de coquilles d'œufs, de charbon végétal, qui renferment un ou plusieurs des sels précédents, se donnent de la même manière et dans les mêmes proportions.

L'eau de Vichy se prend en boisson, tantôt avant le repas, à la dose d'un quart de verre à un verre entier, suivant la susceptibilité de l'estomac, tantôt pendant le repas, mélangée au vin ou à la bière. On peut aussi boire l'eau de Vichy immédiatement après le repas, mais il faut alors la prendre à très faible dose. Dans ce cas, on la remplace avantageusement, d'ordinaire, par la poudre de bicarbonate de soude ou mieux par les pastilles de Vichy. Au lieu de l'eau de Vichy on conseille souvent les eaux moins alcalinisées de Vittel, Contrexéville, Alet, Chateldon, Pougues, Saint-Galmier, Condillac, etc. Je parlerai plus longuement de ces eaux à propos de la médication hydrothermale dans la dyspepsie.

Le charbon et la magnésie se prescrivent encore dans la dyspepsie flatulente, à titre d'agents absorbants. Je dirai bientôt ce que je pense de ce mode d'action attribué à ces deux substances. Toujours est-il que dans cette circonstance, on donne ces poudres à des doses très élevées, depuis 2 jusqu'à 5 grammes à la fois, soit immédiatement après chaque repas, soit vers le milieu ou la fin de la digestion stomacale, une heure et demie ou trois heures après avoir mangé.

MÉDICATION ACIDE.

Elle comprend les différentes boissons acidulées et les limonades composées avec les acides citrique, tartrique, chlorhydrique, le suc de citron, etc. J'y ajouterai le sucre, qui se dédouble dans l'estomac, et qui, sous l'influence d'une fermentation commençante, donne naissance à de l'acide lactique.

La médication acide convient lorsqu'il est nécessaire de suppléer à l'insuffisance de la sécrétion du suc gastrique, ou bien encore dans les cas où l'acide normalement contenu dans le suc gastrique n'est point en suffisante proportion pour exciter et développer l'action dissolvante de la pepsine sur les matières albuminoïdes.

L'emploi de cette médication est formellement

contre-indiqué dans les dypepsies dites *acides*, où domine avec excès la sécrétion gastrique, dans les dyspepsies gastralgiques et dans les dyspepsies par irritation.

Les acides précédemment indiqués s'administrent à la dose de 1 à 2 gouttes dans un demi-verre d'eau sucrée, soit quelques instants avant le repas, soit immédiatement après.

Des considérations physiologiques, qu'il est inutile de rappeler ici, ont fait pendant longtemps donner la préférence à l'acide chlorhydrique. Mais, aujourd'hui qu'il est au moins douteux que cet acide soit contenu normalement dans le suc gastrique, rien ne justifie cette prédilection. Si donc l'on devait avoir quelque préférence fondée sur des raisons physiologiques, il faudrait choisir l'acide lactique, puisqu'il est bien démontré que c'est à sa présence que le suc gastrique doit son acidité.

MÉDICATION DITE ABSORBANTE.

Dans les cas de dyspepsie flatulente, caractérisée par la présence d'une plus ou moins grande quantité de gaz dans l'estomac ou dans les intestins, on a coutume d'administrer des poudres réputées absorbantes, le charbon, la magnésie calcinée, les yeux d'écrevisses, etc. Cette médication repose sur un fait très exact et parfaitement connu, à savoir l'absorption des gaz par les corps poreux et par certaines substances pulvérisées, particulièrement par le charbon de bois. S'il est incontestable que l'usage de ces substances réussisse quelquefois dans les dyspepsies flatulentes, il est permis de douter que le succès doive être attribué aux propriétés absorbantes du médicament employé. En effet, d'une part les doses de charbon ou de magnésie administrées dans ces circonstances, ne le sont pas dans des proportions suffisantes pour que le phénomène de l'absorption puisse se produire ; d'autre part, il est d'observation que les gaz qui distendent la cavité gastro-intestinale sont rendus par la bouche ou par l'anus et non point absorbés.

Je crois donc qu'il est sage de ne pas adopter trop à la légère une explication que peuvent à peine justifier des vues théoriques mal appliquées, et qui est en contradiction manifeste avec les faits.

Il est plus rationnel d'admettre que les poudres de charbon, de magnésie, etc., exercent dans ce cas une action modificatrice sur les viscères intestinaux et qu'elles en changent les conditions physiologiques, soit en favorisant la sécrétion des sucs normaux, soit plutôt en excitant les mouvements de la tunique musculaire, dont les contractions salutaires produisent l'expulsion des gaz au dehors.

A cet égard, ces poudres seraient donc plutôt des carminatifs que des absorbants. Elles agiraient en provoquant ou en augmentant les contractions gastro-intestinales, à la manière des excitants aromatiques dits carminatifs, tels que le café, le thé, le tilleul, la camomille, l'anis, la coriandre, le fenouil, les fruits de carvi, etc.

Quoi qu'il en soit de l'interprétation, il n'en est pas moins vrai que l'emploi des poudres de charbon, de magnésie et d'yeux d'écrevisses est souvent utile dans la dyspepsie flatulente. Je dis souvent et non pas toujours, car dans bien des cas cette médication est insuffisante, ou échoue complétement, ce qui est une raison de plus pour rejeter la théorie de l'absorption des gaz gastro-intestinaux par ces substances ; attendu que, si cette théorie était exacte, l'absorption devrait se produire infailliblement et la dyspepsie flatulente céder toujours à l'administration des poudres. Or, cette forme de dyspepsie est combattue aussi avantageusement par les carminatifs proprement dits que par les poudres dites et prétendues absorbantes.

Je ne reviendrai pas sur les indications et les contre-indications, le mode d'administration et le dosage de la poudre de charbon, de la magnésie calcinée et des yeux d'écrevisses. Ces renseignements ont été donnés à propos de la médication alcaline, où il a été question aussi de ces substances.

MÉDICATION EXCITANTE.

Elle comprend les différentes boissons spiritueuses, vins et liqueurs de table ; les alcoolats ou les infusions aromatiques de mélisse, de menthe, d'absinthe, de camomille, de thé, de café, etc.; les eaux renfermant de l'acide carbonique libre, les eaux de Seltz, de Saint-Galmier, de Condillac, etc.; certaines substances végétales qui s'administrent en nature ou en poudre, telles que la graine de moutarde blanche, la cannelle, la cascarille, le gingembre, etc. Enfin, je placerai parmi les substances excitantes les plus actives et les plus usitées le sel marin et le poivre.

La médication excitante, comme on le voit et comme son nom l'indique, se compose d'une série de substances ayant pour but, les unes d'exciter, de stimuler l'appétit, les autres de faciliter le travail digestif, de précipiter la digestion.

Elle convient donc spécialement aux personnes dont l'estomac est paresseux, indolent, inerte, dont les digestions sont pénibles, longues, laborieuses, et qui n'ont pas encore digéré leur premier repas quand arrive l'heure du second.

Pour éveiller ou stimuler l'appétit, on peut prescrire une heure ou une demi-heure avant le repas une petite quantité de liqueur d'absinthe, d'alcoolat de menthe, de mélisse ou du vermouth (espèce d'élixir aromatique) dans un verre ou un demi-verre d'eau, ou encore une petite tasse d'une infusion légère de camomille.

Les vins et les eaux gazeux se prennent pendant le repas.

Les liqueurs que je viens de nommer doivent se prendre après le repas, quand il s'agit, non plus d'exciter l'appétit, mais de favoriser et d'activer le travail digestif. Les préparations les plus accréditées dans ce cas sont les infusions de café et de thé, la mélisse, les liqueurs alcooliques, le cognac, le rhum, le kirsch ou les liqueurs aromatiques d'anis, de curaçao, de vanille, l'élixir de Garus, etc.

Les substances dont il est question dans ce paragraphe ne sont point, à proprement parler, des médicaments. Leur usage est tellement constant, tellement répandu, qu'elles entrent, à vrai dire, dans le régime alimentaire. Aussi, aurai-je occasion de revenir sur la plupart d'entre elles, à propos du traitement diététique dans la dyspepsie. Je me réserve aussi, en traitant des condiments, de parler avec plus de détails du sel, du poivre, de la cannelle, du gingembre, de la muscade, etc., que je n'ai fait que mentionner au commencement de ce paragraphe.

Cependant j'ajouterai que ces substances, méthodiquement employées et subordonnées dans leur emploi aux règles ordinaires de la thérapeutique et à des indications précises et rationnelles, peuvent devenir des remèdes utiles dans les cas que j'ai spécifiés plus haut : anorexie habituelle, lenteur du travail digestif, sans aucun phénomène d'irritation.

Il faut alors, et avant tout, interdire aux dyspeptiques l'abus de ces liqueurs ou de ces boissons, et leur en prescrire l'administration et la dose avec la même exactitude et les mêmes soins minutieux que s'il s'agissait d'un véritable médicament.

Dans le choix du meilleur excitant de la digestion on doit surtout se laisser guider par le mode d'action connu de la substance. On sait, en effet, que parmi les excitants que j'ai nommés, il en est dont l'influence est toujours locale (les infusions de camomille, de mélisse et de menthe); d'autres dont l'action est locale à faible dose et devient générale à dose plus élevée : tels sont le café, le thé, les liqueurs spiritueuses, et les eaux ou les vins chargés d'acide carbonique (eau de Seltz, vin de Champagne).

Je n'ai point à ce sujet de règles particulières à poser. Je laisse à chacun le soin d'apprécier, suivant l'indication, la nature et le degré d'excitation qu'il sera utile de produire. Dans certains cas, en effet, il suffit de déterminer une stimulation locale modérée; dans d'autres, il faut étendre l'excitation jusqu'aux centres nerveux, de manière à venir encore plus efficacement en aide aux fonctions digestives par l'influence combinée de la stimulation locale et de l'excitation nerveuse.

Toutefois, je le répète, on doit, en cette occasion, se renfermer strictement dans les limites de la stimulation thérapeutique, de peur de provoquer, en allant au delà, les accidents attachés à l'abus de ces substances.

La médication excitante est formellement contre-indiquée dans la dyspepsie gastralgique et dans la dyspepsie par irritation ; elle ne convient pas non plus dans la dyspepsie acide.

MÉDICATION TONIQUE.

Je comprends sous ce titre l'ensemble des substances amères et des préparations ferrugineuses : quinquina, quassia amara, colombo, gentiane, rhubarde, bardane, petite centaurée, petit chêne, houblon, bière, limaille de fer, fer réduit par l'hydrogène, carbonate de fer, lactate et citrate de fer, perchlorure ferrique, etc.

La médication tonique convient dans les dyspepsies qui se rattachent à un état de débilité générale, soit constitutionnelle, soit acquise ; dans quelques cas de chlorose et d'anémie par exemple, dans certaines cachexies sans lésions organiques de l'estomac et de l'intestin, telles que les cachexies scrofuleuse, syphilitique, saturnine, paludéenne ; pendant la convalescence des affections qui impriment à l'organisme un profond cachet d'adynamie, comme la fièvre typhoïde ; pendant le cours de la plupart des maladies chroniques, telles que la néphrite albumineuse, la cirrhose du foie, le cancer de l'utérus, etc.

La médication tonique doit être proscrite, même dans les cas précédents, toutes les fois que la dyspepsie porte avec elle les caractères non équivoques de l'irritation. Les substances amères, dans ce cas, loin de remédier au mal, ne font que l'accroître ; sous leur influence, l'irritation augmente, des douleurs gastralgiques se réveillent, ou, si elles existaient déjà, elles prennent plus d'intensité, les digestions deviennent plus difficiles, la sensibilité de la muqueuse gastrique est excitée jusqu'à la plus complète intolérance, et l'estomac rejette par le vomissement les boissons et les aliments quels qu'ils soient.

Dans de semblables circonstances, il faut s'abstenir de la médication tonique et en ajourner l'emploi jusqu'à ce qu'on ait triomphé de l'irritation gastrique par une médication préalable, que j'exposerai bientôt.

Je ne saurais trop appeler l'attention des jeunes médecins sur l'utilité du précepte que je viens de poser. Il semble si naturel et si raisonnable tout à la fois d'administrer des amers et des ferrugineux à des dyspeptiques atteints simultanément de chlorose, d'anémie ou des signes de quelque autre cachexie ! La dyspepsie est, dit-on, liée à l'état d'appauvrissement du sang ; l'appauvrissement du sang est la cause des troubles digestifs, *sublatâ causâ tollitur effectus :* des amers et des ferrugineux ! Sans doute ces médicaments seront utiles dans ces circonstances, mais il faut bien se garder de les administrer d'une manière intempestive et prématurée. Avant tout, il faut s'assurer qu'il n'existe point d'irritation gastro-intestinale. Or, cette irritation est très commune chez les chlorotiques, chez les anémiques et chez les cachectiques, ainsi que j'ai essayé de l'établir plus haut, page 80 ; et, je le répète, autant l'emploi des toniques et des ferrugineux est utile et avantageux dans les dyspepsies simples, liées à ces états pathologiques, autant il est nuisible et funeste dans les dyspepsies compliquées d'un certain degré d'irritation du tube digestif. Il importe donc de ne pas recourir trop tôt à la médication tonique.

Lorsque les indications de la médication tonique sont nettement et formellement posées, on doit se préoccuper du choix et du meilleur mode d'administration des médicaments qui la composent.

Les amers se prennent, soit à jeun, soit quelque temps avant le repas. Il est avantageux de les administrer au moins une heure avant de manger, parce qu'ils acquièrent une double efficacité : ils excitent l'appétit, et ils communiquent aux viscères intestinaux le ton, la force et l'énergie nécessaires pour accomplir convenablement le travail digestif.

Quant aux préparations ferrugineuses, elles excitent aussi, elles stimulent assurément tous les éléments anatomiques des tuniques intestinales ; mais cette action est pour ainsi dire secondaire : elles doivent principalement agir sur le sang, et c'est surtout par l'introduction, dans le torrent circulatoire, de leurs principes absorbables que leur influence se fait sentir d'une manière efficace et salutaire sur l'économie. Aussi, est-il d'usage de donner ces médicaments au moment même ou pendant le cours du repas.

Le quinquina, le quassia amara, le colombo, la gentiane et la rhubarbe se prennent sous la forme de poudre, d'extrait, de macération aqueuse ou de vin.

Les poudres amères se prennent, soit isolément, soit combinées entre elles, à la dose variable de 20 centigrammes à 1 gramme, délayées dans l'eau ou dans du vin, enrobées dans du miel ou dans des confitures, ou enveloppées dans du pain azyme.

Les vins amers s'administrent à la dose d'une cuillerée à bouche, d'un verre à liqueur et d'un verre à bordeaux.

La macération aqueuse se prend à plus haute dose, depuis un verre jusqu'à un litre dans les vingt-quatre heures. Elle se fait soit à chaud, soit à froid. Dans le premier cas, on fait bouillir de 5 à 10 grammes de substance amère (poudre ou fragments) pendant cinq ou dix minutes, dans un ou deux verres d'eau, et l'on passe.

Dans le second cas, on laisse digérer à froid la même quantité du médicament, pendant vingt-quatre ou quarante-huit heures.

On trouve maintenant, dans le commerce, des gobelets en bois de quassia amara, dans lesquels il suffit de laisser séjourner de l'eau ou du vin pendant dix, quinze, vingt minutes, une demi-heure ou une heure, pour avoir commodément un médicament amer et tonique.

Je ne m'étendrai pas sur le mode d'administration et le dosage des préparations ferrugineuses.

Je dirai seulement qu'il est important de consulter sur ce point la susceptibilité des sujets et de choisir la préparation qui sera le mieux tolérée.

En général, les préparations solubles (lactate, citrate, pyrophosphate, tartrate, iodure, etc.) conviennent beaucoup aux enfants, aux femmes, aux sujets d'une complexion délicate.

Il ne faut pas négliger non plus de choisir la préparation qui inspire le moins de répugnance ou de dégoût aux malades. On prépare des dragées, des chocolats, des biscuits, des sirops et des élixirs ferrugineux, dont le principal mérite est de masquer, d'une manière plus ou moins heureuse, la saveur atramentaire des sels de fer. On peut prescrire ces préparations avec avantage.

Les eaux ferrugineuses de Spa, de Bussang, de Passy, d'Auteuil, d'Orezza, de Cransac, s'administrent soit à jeun, à la dose d'un demi-verre à deux verres, soit au moment du repas, soit encore pendant le repas. Ce dernier mode d'administration doit être préféré, à moins de raisons exceptionnelles qui engagent à choisir un autre moment.

Les pilules de Vallet et de Blaud, les dragées de Gélis et Conté, constituent d'excellentes préparations, et justifient entièrement la vogue dont elles jouissent depuis longtemps.

Il faut, en général, commencer l'administration des ferrugineux par de très petites doses, de manière à y habituer l'estomac et à établir une sorte de tolérance. Puis on augmente progressivement la dose, en tenant compte de l'âge du sujet, de son idiosyncrasie, de la marche de la dyspepsie et des effets obtenus.

Il faut, pendant quelque temps, s'en tenir à cette dose *maximum*, et quand il se manifeste une amélioration notable, ne pas interrompre brusquement l'usage des ferrugineux, mais en diminuer la dose dans les proportions qui ont été observées au début du traitement, pour s'arrêter à la quantité qui a servi de point de départ.

Après huit, quinze, vingt jours ou un mois d'interruption, on reprend, s'il y a lieu, l'administration des ferrugineux, en se conformant aux préceptes établis plus haut.

En résumé, la médication ferrugineuse, qui est une médication à longue échéance, ne doit pas être continuée trop longtemps sans interruption. Il est bon, quand elle doit durer plusieurs mois ou plusieurs années, de la suspendre de temps en temps, au bout de trois semaines, un mois, deux mois, suivant les cas, pour recommencer ensuite une nouvelle série.

La plupart des ferrugineux entraînent une constipation souvent opiniâtre. Il faut y rémédier par l'administration opportune de quelque doux laxatif, tels

que la magnésie, la rhubarbe, ou des poudres dras-
tiques à petite dose, scammonée, jalap, aloès.

Certaines préparations jouissent du privilége de ne
pas constiper; on attribue cette propriété au tartrate
ferrico-potassique et au pyrophosphate double de fer
et de soude.

Cette raison ne doit pas toujours suffire pour
accorder la préférence à ces deux préparations. Cependant, lorsque nulle contre-indication ne s'y oppose, il
faut les administrer plus volontiers chez les personnes
sujettes à la constipation.

La glace et les boissons glacées doivent trouver
place aussi parmi les toniques.

Administrées à l'intérieur ou appliquées extérieu-
rement sur la région épigastrique, les préparations
glacées exercent une action énergique et prompte, tant
par l'impression vive et instantanée de froid, que par
la réaction plus ou moins marquée qui accompagne
cette impression.

Sous ce rapport, on pourrait aussi considérer la
glace comme une sorte de stupéfiant local. En effet,
l'impression subite que la glace détermine sur la
tunique de l'estomac agit brusquement et simultanément sur tous les éléments anatomiques de l'organe,
et provoque nécessairement des modifications instan-
tanées dans la circulation, dans l'innervation, dans la
contractilité et dans les sécrétions, c'est-à-dire dans
l'ensemble des fonctions dévolues au ventricule. C'est

à cette perturbation brusque et profonde, apportée dans tout l'appareil anatomique de l'estomac, que la glace et les boissons glacées doivent la propriété remarquable d'arrêter d'une manière à peu près certaine le vomissement.

Il sera encore question de la glace à l'occasion de la médication névrosthénique.

MÉDICATION NÉVROSTHÉNIQUE.

Cette médication comprend la fève de Saint-Ignace, la noix vomique, la strychnine, la brucine, les différents procédés de faradisation.

L'ensemble de ces moyens s'adresse à l'innervation ; leur influence s'exerce particulièrement sur les nerfs chargés de distribuer le mouvement à la tunique musculaire du tube digestif.

Leur emploi est donc indiqué dans tous les cas où il est nécessaire d'éveiller, d'exciter ou d'accroître les contractions de l'estomac et les mouvements vermiculaires de l'intestin ; par conséquent, dans les dyspepsies gastro-intestinales qui se rattachent à une sorte d'inertie des viscères abdominaux, accompagnée d'une constipation opiniâtre, et, quelquefois, de dyspepsie flatulente.

Ces moyens sont généralement contre-indiqués dans les dyspepsies par irritation, et le plus souvent aussi dans les dyspepsies gastralgiques ou entéralgiques, caractérisées par une exquise susceptibilité morbide, par une espèce d'éréthisme nerveux de l'estomac ou de l'intestin, que ces remèdes actifs ne font souvent qu'exalter davantage. Si je ne proscris pas entièrement les névrosthéniques dans ces circonstances, c'est qu'il paraît avéré que leur emploi a fourni quelquefois de bons résultats. Cependant je crois qu'il faut, dans l'espèce, en user avec la plus grande réserve, et n'admettre que sous bénéfice d'inventaire, pour ne pas dire avec une extrême défiance, l'opinion de Schmithmann, qui, à une époque déjà un peu éloignée de nous, préconisait la noix vomique comme un *spécifique* de la gastralgie.

On administre, soit la poudre de noix vomique ou de fève de Saint-Ignace, depuis 5 et 10 centigrammes jusqu'à 15 ou 20 centigrammes dans les vingt-quatre heures, soit l'extrait alcoolique de ces deux substances (de 5 à 10 centigrammes), soit encore la teinture (de 2 à 10 gouttes).

La strychnine peut s'administrer, dans les mêmes circonstances, à la dose graduellement croissante de 1 à 5 milligrammes.

Le sulfate de strychnine se donne depuis 5 jusqu'à 10 milligrammes.

La brucine est plus rarement employée; elle se prescrit à la dose de 1 à 5 centigrammes.

Ces médicaments, on ne l'ignore point, sont d'un usage dangereux, et leur administration réclame la plus active surveillance. On doit toujours commencer par de très faibles doses, et n'augmenter qu'avec la plus grande circonspection, en observant scrupuleusement les effets produits.

D'ailleurs, les préparations strychnées ne seront employées que dans les cas rebelles, où les autres moyens auront échoué.

La glace, prise à l'intérieur, peut être à bon droit regardée comme un agent névrosthénique pour les raisons que j'ai développées précédemment (p. 144). Elle agit avec une grande efficacité contre certains états nerveux de l'estomac, donnant lieu à des troubles de sécrétion ou de myotilité de cet organe, lesquels sont caractérisés par des nausées fréquentes ou des vomissements opiniâtres. Elle réussit surtout lorsque ces accidents ne s'accompagnent pas de douleurs névralgiques franchement accusées; car si la glace est tolérée dans quelques cas rares de gastralgie, il arrive aussi très souvent qu'elle exalte singulièrement les douleurs, ou qu'après avoir produit un soulagement momentané, elle donne lieu à des crises, à des redoublements d'une violence extraordinaire. C'est assez dire combien il faut apporter de prudence et de ménagements dans l'administration de cet agent thérapeutique.

L'*électricité*, suivant son mode d'application, détermine des effets différents. Les frictions électro-magnétiques, à l'aide de la brosse ou du pinceau métalliques promenés sur la peau, produisent une action révulsive spéciale. La faradisation pratiquée au moyen d'excitateurs garnis d'éponges humides ou d'excitateurs métalliques pleins, cylindriques, olivaires ou coniques, est surtout destinée à agir sur la contraction musculaire.

Le premier procédé, qui a été recommandé et employé dans la gastralgie, l'entéralgie et les vomissements nerveux, peut s'employer aussi dans les formes gastralgique et entéralgique de la dyspepsie.

Le deuxième procédé sera mis utilement en usage dans les dyspepsies caractérisées par l'inertie atonique de l'estomac et des intestins, c'est-à-dire dans les formes atonique et flatulente de la dyspepsie.

MÉDICATION DIASTASIQUE.

M. Corvisart a eu l'heureuse idée d'administrer de la pepsine, retirée de l'estomac des animaux, dans certaines dyspepsies rebelles à l'emploi des médications usuelles.

J'ai dit, en traitant de l'étiologie, que certaines dyspepsies reconnaissent pour cause ou une insuffisance du suc gastrique ou une altération de ce suc consistant dans un abaissement des proportions normales de son principe actif, la pepsine.

On comprend que, dans les cas de ce genre, la pepsine doive être souveraine et que l'indication de son emploi soit formelle.

La pepsine est utile dans toutes les dyspepsies *sans irritation*, caractérisées par une digestion pénible, difficile, laborieuse, incomplète, des substances albuminoïdes, dans les cas surtout où ces matières sont rendues, imparfaitement élaborées, par le vomissement ou par les garderobes.

La pepsine a été administrée quelquefois avec succès dans les vomissements des femmes grosses ou dans certains cas de dyspepsie gastralgique où les douleurs étaient extrêmement modérées.

La pepsine doit être proscrite dans la dyspepsie acide et dans les dyspepsies où l'on découvre quelque trace d'irritation gastrique.

Cette substance se prend avec les aliments, au commencement du repas, à la dose de 20 à 50 centigrammes.

On l'administre tantôt seule et sous forme de poudre, tantôt associée au bismuth ou au bicarbonate de soude. Parfois on y ajoute quelques gouttes d'acide lactique (de 3 à 5), afin de rendre plus actives ses propriétés digestives. Dans d'autres cas, on l'incorpore à un sirop faiblement acide. M. Miahle et d'autres pharmaciens composent un élixir de pepsine, dont le principal mérite est d'être agréable au goût, mais qui, en raison des principes alcooliques qu'il renferme, n'est pas toujours aussi bien toléré que la poudre.

Si la pepsine est employée avantageusement pour favoriser la digestion des principes albuminoïdes, la *diastase* joue un rôle thérapeutique analogue dans la dyspepsie des féculents. Elle s'administre le plus habituellement sous forme de pastilles, que l'on donne à la dose de deux ou trois, au moment du repas.

Je rapprocherai de la pepsine le *fiel de bœuf*, qui est aussi un principe digestif animal, extrait de la bile des gros ruminants.

Ce médicament a les mêmes propriétés et les mêmes usages que la bile, dont il dérive. Il est propre à exercer sur la muqueuse gastro-intestinale une excitation salutaire, à activer les sécrétions, à exciter les mouvements péristaltiques ; il doit aussi, comme la bile, produire sur les corps gras une action émulsive et entretenir un certain degré de mollesse et de diffluence dans les matières fécales.

L'extrait de fiel de bœuf peut donc être considéré comme un succédané de la bile, et, jusqu'à un certain point, du suc pancréatique.

On y aura recours, par conséquent, dans tous les cas où il est nécessaire de suppléer à l'insuffisance ou à l'imperfection de ces deux sécrétions, c'est-à-dire dans les dyspepsies des corps gras, dans celles que nous considérons comme déterminées par une altération ou une modification des sécrétions pancréatique et biliaire, surtout si ces dyspepsies s'accompagnent de constipation.

L'extrait de fiel de bœuf se donne au moment du repas, à la dose de 1 à 4 grammes.

MÉDICATION VOMITIVE.

Quelques médecins abusent des vomitifs dans le traitement de la dyspepsie. Ce qui a pu les conduire et même les encourager à pousser l'emploi de ce moyen jusqu'à l'exagération, c'est, d'une part, la fréquence des symptômes d'embarras gastrique dans la dyspepsie, et d'autre part le soulagement qui suit quelquefois la médication vomitive. Mais ordinairement ce soulagement est illusoire et momentané. Les accidents ne tardent pas à reparaître, et même il n'est pas rare de les voir s'aggraver.

Je crois, et sur ce point mon opinion a pour elle l'autorité des grands maîtres et la sanction de l'expérience, je crois, dis-je, que les vomitifs sont rarement indiqués dans la dyspepsie, qu'ils ne sont réellement utiles que dans un certain nombre de circonstances, et que cette médication, loin de recevoir une application générale, doit être restreinte et réservée à quelques cas particuliers et pour ainsi dire exceptionnels.

Les vomitifs peuvent être administrés utilement, par exemple, dans certaines dyspepsies légères, récentes, accidentelles, accompagnées d'un état saburral des premières voies, et dans lesquelles prédominent les phénomènes d'embarras gastrique ; en d'autres termes, les vomitifs conviennent lorsque la dyspepsie est l'effet de l'embarras gastrique au lieu d'être la maladie primitive et principale.

Les vomitifs sont efficacement employés encore pour combattre certains vomissements nerveux ou dont la cause n'est pas très apparente. C'est dans les cas de ce genre que l'adage *vomitus vomitu* trouve son application.

Mais, hormis ces cas bien déterminés, on ne doit pas recourir aux vomitifs dans le traitement de la dyspepsie.

Il faut surtout s'en abstenir dans la dyspepsie par irritation et dans la dyspepsie nerveuse accompagnée de vives douleurs.

MÉDICATION PURGATIVE.

Les réserves que je viens de formuler à propos de la médication vomitive sont également applicables aux purgatifs, dont on a plus abusé encore dans le traitement de la dyspepsie.

Il ne faut y recourir qu'à la condition d'une indication bien évidente.

Les purgatifs doivent être interdits, à mon avis, lorsqu'il existe des signes d'irritation gastro-intestinale. Ils ne peuvent être utiles que dans les dyspepsies accompagnées de constipation opiniâtre et d'embarras des premières voies, avec un état pâteux de la bouche et un enduit saburral de la langue.

On voit, d'après cela, que l'emploi des purgatifs ne saurait constituer une médication fixe et constante dans la dyspepsie. Il faut être réservé dans leur usage, n'y recourir qu'à titre exceptionnel, comme à des moyens auxiliaires, et seulement pour obéir à des indications bien déterminées.

Quand il est nécessaire d'employer les purgatifs, on doit donner la préférence à ceux qui agissent sous un petit volume et qui ne produisent pas d'influence irritante sur la muqueuse gastro-intestinale.

On prescrira, par exemple, l'huile de ricin à la dose de 15 grammes, la magnésie calcinée à la dose d'une ou de deux cuillerées à café, la rhubarbe, depuis 50 centigrammes jusqu'à 1 gramme ; la manne, depuis 15 jusqu'à 30 grammes, dissoute dans un demi-verre de lait coupé avec moitié d'eau et convenablement sucré, et quelques eaux minérales légèrement laxatives (Niederbronn, Pullna, Friedrieschall, etc.).

Quand il n'est pas nécessaire d'administrer les purgatifs par les premières voies, ou encore dans les cas où l'estomac tolérerait mal ces remèdes, on a recours à des lavements composés avec du gros miel, du miel de mercuriale, de l'huile, du séné, du sulfate de soude, etc.

Je n'insisterai pas davantage sur la médication purgative, laissant à chacun le soin de préciser les cas où il est vraiment utile d'y recourir.

MÉDICATION ALTÉRANTE.

Dans un mémoire publié par la *Gazette hebdoma-*

daire (20 juillet 1860), M. le docteur Germain (de Château-Thierry) propose l'emploi de l'acide arsénieux dans le traitement de la dyspepsie.

A l'appui de cette médication toute nouvelle, il rapporte cent soixante-dix observations de dyspeptiques, de l'un et de l'autre sexe, traitées avec succès par l'acide arsénieux.

M. Germain administre l'acide arsénieux en pilules, à la dose de 1 milligramme par jour, au moment du principal repas. La plupart de ses malades ont guéri au bout de vingt à trente jours de traitement.

M. Germain croit que l'acide arsénieux agit surtout à la manière d'un antispasmodique et d'un modificateur tonique de l'économie.

Quel que soit son mode d'action, il résulte du témoignage de notre honorable confrère, que l'acide arsénieux possède une prompte et remarquable efficacité contre la dyspepsie et surtout, si nous nous en rapportons aux faits cités dans son mémoire, contre la *dyspepsie gastralgique*.

Mon expérience personnelle ne me permet point de porter un jugement définitif sur cette médication ; seulement je crois que, lorsqu'il s'agit d'un médicament aussi actif que l'acide arsénieux et d'une affection quelquefois aussi rebelle que la dyspepsie, les observations d'un seul praticien ne suffisent pas, quel qu'en soit le nombre, pour mettre hors de doute l'efficacité du remède. Il est donc à désirer que les observations de M. Germain soient confirmées par d'autres faits et que la médication qu'il propose soit soumise à un nouveau contrôle.

En lisant le mémoire de M. Germain, j'ai regretté de ne pas voir plus nettement formulées les indications et les contre-indications de la médication arsenicale dans la dyspepsie.

M. Léon Gros, dans un cas de vomissements incoercibles par les moyens ordinaires, a administré avec succès le nitrate d'argent à la dose de 1 centigramme en pilules.

M. Gros estime que le nitrate d'argent a agi dans cette circonstance comme sédatif et qu'il a triomphé d'une sorte d'éréthisme nerveux de l'estomac. Cependant les détails de l'observation (bouche saburrale, ictère intense, coliques fréquentes, selles anormales, vomissements noirs) tendraient à faire admettre plutôt une lésion de la muqueuse stomacale (ulcère simple ou irritation chronique), que l'azotate d'argent aurait modifiée d'abord, puis guérie, peut-être en agissant, à la manière d'un collyre, comme un substitutif ou comme un caustique léger.

La teinture d'iode, administrée à la dose de 5 à 10 gouttes dans un demi-verre d'eau sucrée, paraît avoir réussi dans quelques cas à faire cesser les vomissements incoercibles des femmes grosses.

Comme pour l'acide arsénieux, je ne saurais me prononcer, en connaissance de cause, sur l'emploi du nitrate d'argent et de la teinture d'iode dans les vomisments incoercibles.

Je suis loin de contester les succès obtenus à l'aide de ces agents, mais je crois que, pour avoir quelques données précises sur ce sujet, il est nécessaire que de nouvelles observations viennent corroborer les premiers résultats obtenus.

En raison de l'ignorance où nous sommes encore du mode d'action de l'acide arsénieux, de la teinture d'iode et du nitrate d'argent, j'ai cru devoir placer ces substances dans une catégorie à part, sous le titre de médication altérante, jusqu'à ce qu'une expérience clinique plus complète ait permis de poser d'une manière précise les indications de ces remèdes énergiques.

Toutefois, en ce qui concerne la teinture d'iode, les succès que j'ai souvent obtenus à l'aide de cette substance dans l'inflammation de différentes muqueuses (gingivite, angine, vaginite, coryza chronique), me portent à croire, par voie d'analogie, qu'on pourrait l'employer avantageusement dans les dyspepsies où il est utile de modifier la vitalité de la muqueuse gastrique à l'aide d'un agent substitutif.

MÉDICATION MIXTE.

Je viens de décrire isolément chacune des médications employées contre la dyspepsie.

Il est à peu près superflu de dire que ces divers modes de traitement, qu'isole la théorie, ne sont pas toujours employés d'une manière exclusive. S'il est des cas où une seule classe d'agents thérapeutiques puisse suffire, il en est d'autres où il faut associer des remèdes empruntés à différentes médications ; c'est ce qui constitue la médication mixte.

Ainsi, dans certaines conditions, que je spécifierai bientôt, on administre concurremment les alcalins et les calmants ou les antispasmodiques ; dans d'autres, les émollients et les révulsifs cutanés, etc.

Les indications de la médication mixte trouveront naturellement leur place dans le chapitre consacré au traitement de chaque forme de dyspepsie.

DES MOYENS GÉNÉRAUX.

La dyspepsie se rattache souvent à certaines dispositions organiques générales, ou encore elle finit à la longue par exercer sur l'ensemble de la constitution une influence très marquée, de sorte qu'il est toujours utile et le plus souvent nécessaire d'associer avec les diverses médications que je viens de faire connaître une série de moyens propres à agir avantageusement sur l'état général.

Quelques-uns de ces moyens sont du ressort de l'hygiène; d'autres appartiennent à la thérapeutique proprement dite.

Exercices corporels; promenades; gymnastique. — L'exercice du corps est généralement salutaire aux dyspeptiques. Cet exercice doit toujours être en rapport avec l'âge, les forces et les aptitudes individuelles des malades. On conseillera les promenades au grand air, les promenades sur l'eau, l'équitation et la gymnastique.

Les promenades conviennent avant le repas pour éveiller l'appétit, et après le repas pour favoriser le travail digestif par une légère excitation générale.

Les exercices violents peuvent n'entraîner aucun inconvénient avant de se mettre à table, mais ils sont nuisibles après le repas; ils peuvent, en effet, troubler la digestion, au lieu d'en favoriser le cours. Aussi, suis-je d'avis que les longues courses à pied ou en voiture, les jeux turbulents, l'équitation et les exercices gymnastiques doivent être prescrits avant l'heure des repas, mais qu'il faut les interdire après avoir mangé, sous peine d'apporter dans le travail digestif une perturbation fâcheuse.

En tout cas, je le répète, on recommandera toujours aux malades de se livrer aux exercices corporels avec une sage modération et d'éviter la fatigue avec le plus grand soin.

Massage. —Le massage, employé méthodiquement,

est encore un auxiliaire utile. En activant ou en régularisant la circulation périphérique, il vient avantageusement en aide aux fonctions de nutrition et d'assimilation.

Hydrothérapie. — L'hydrothérapie peut se ranger, à titre d'agent thérapeutique, à côté des moyens généraux que je viens de faire connaître. L'hydrothérapie est assurément un des modificateurs les plus puissants de l'économie, un des agents perturbateurs les plus énergiques que l'art met entre nos mains.

Les procédés dits hydrothérapiques sont nombreux et variés. Ce n'est pas ici le lieu d'en donner la description ; je me contenterai d'indiquer ceux qui sont d'un usage commun et qu'on peut employer chez soi ; ce sont : les frictions, les fomentations, l'enveloppement, l'immersion, les affusions et les douches.

Les frictions consistent à promener rapidement à la surface du corps une éponge imbibée d'eau fraîche ou d'eau froide, tantôt pure, tantôt rendue stimulante par l'addition de vinaigre, d'eau de Cologne, de sel marin, etc.

Après la friction qui doit être de courte durée (de deux à trois minutes), la peau est essuyée avec un linge sec et rude ; et le malade exécute quelques mouvements ou fait une courte promenade, pour exciter la réaction.

Les fomentations se pratiquent à l'aide d'une serviette mouillée, que l'on applique sur l'épigastre ou sur le ventre pendant un temps assez court.

L'enveloppement se fait au moyen d'un drap mouillé, bien exprimé, dont on entoure le corps pendant une heure ou deux, en recouvrant le malade de plusieurs couvertures, de manière à exciter une réaction énergique.

L'immersion consiste à plonger le malade brusquement dans une baignoire ou un bassin remplis d'eau dont la température varie suivant la saison et les susceptibilités individuelles, et à l'en retirer aussitôt; on recommence quelquefois cette manœuvre deux ou trois fois de suite.

Les affusions se pratiquent à l'aide d'un ou de plusieurs seaux d'eau froide, qu'on verse sur la tête et le corps des malades.

Enfin l'eau s'administre souvent sous forme de douches, en jet, en pluie, en arrosoir et en poussière. Mais c'est là un procédé plus compliqué que le précédent, et que l'on peut rarement employer à domicile. Il est, au contraire, très communément usité dans les établissements d'hydrothérapie.

On ne saurait contester la puissance de l'hydrothérapie. L'eau froide appliquée méthodiquement à la surface du corps agit sur le réseau capillaire périphérique, sur les derniers épanouissements nerveux et par eux sur les centres d'innervation, et sur les divers éléments de la peau, dont il active les fonctions.

L'impression subite du froid est suivie habituellement d'une réaction plus ou moins intense, dont la manifestation est nécessaire à l'efficacité du traitement.

D'après cela, l'hydrothérapie peut être considérée comme un moyen reconstituant et comme un procédé énergique de révulsion cutanée.

Elle convient dans presque toutes les formes de la dyspepsie idiopathique, tantôt comme médication principale, tantôt simplement comme médication adjuvante ou complémentaire.

Dans le premier cas, il est généralement nécessaire de recourir à l'emploi des procédés les plus actifs et les plus énergiques : l'immersion, les affusions, et les douches.

Dans le second cas, les moyens les plus simples suffisent ; et l'on conseille alors les ablutions, les fomentations et l'enveloppement dans un drap mouillé.

L'hydrothérapie constitue la médication principale dans les dyspepsies atoniques par défaut d'action nerveuse, dans les dyspepsies liées à l'état chlorotique, dans celles qui sont consécutives aux maladies de longue durée ou qui s'accompagnent de grandes déperditions sanguines.

On aura recours à l'hydrothérapie, à titre de moyen adjuvant ou complémentaire, dans les dyspepsies acide, flatulente, et dans la dyspepsie par irritation.

L'hydrothérapie ne saurait convenir au traitement des dyspepsies intestinales avec diarrhée, ni dans les dyspepsies liées à une telle débilité du système nerveux que la réaction ne peut s'établir en aucune manière.

Certains individus sont impressionnés si péniblement par l'eau froide, d'autres sont tellement réfractaires à toute réaction, que l'hydrothérapie ne saurait être employée chez ces sujets, à moins de les habituer peu à peu à l'action de l'eau froide par l'emploi de douches à une température graduée.

Pour de plus amples détails sur la médication hydrothérapique, ou consultera avec fruit les ouvrages spéciaux, et en particulier l'excellent traité de M. Fleury.

MÉDICATION HYDROTHERMALE.

Bains de mer. — Ce que je viens de dire de l'hydrothérapie est en grande partie applicable aux bains de mer. Ces bains, par la manière dont on les administre le plus habituellement (immersion), par la température de l'eau et par les principes salins dont elle est saturée, ces bains, dis-je, produisent un effet perturbateur des plus énergiques, tant par leur action fortement révulsive à la peau, que par leur influence reconstituante générale sur l'organisme.

L'air marin exerce aussi une influence salutaire sur la santé. Son action suffit souvent, dans les dyspepsies légères, par exemple, pour stimuler les fonctions et imprimer particulièrement une remarquable activité à la digestion.

Les bains de mer conviennent dans les mêmes circonstances que l'hydrothérapie. Leur emploi est subordonné aux indications et aux contre-indications formulées à propos de cette dernière médication.

Eaux minérales. — L'hydrologie médicale offre de grandes ressources pour le traitement des dyspeptiques.

J'ai déjà exposé plus haut quels avantages ces malades peuvent retirer de l'usage domestique des eaux alcalines et des eaux ferrugineuses. J'ai signalé, parmi les premières, les eaux de Vichy, de Pougues, de Contrexeville, d'Alet, de la Bourboule, etc.; parmi les deuxièmes, les eaux de Bussang, de Spa, de Forges, d'Auteuil, de Passy, etc.

Ces eaux ont une efficacité propre, incontestable, et tout à fait indépendante des conditions dans lesquelles on les prend. Cependant on ne saurait nier qu'il y a un grand avantage à les prendre à la source même, où se trouvent réunies toutes les conditions accessoires capables d'assurer au traitement hydrothermal les effets thérapeutiques qu'on en peut attendre.

Là, en effet, les malades sont soustraits à la plupart des causes qui ont déterminé l'affection gastrique ou intestinale et aux influences qui l'entretiennent. Là ils échappent aux tracas de la vie, aux exigences sociales, aux fatigues et aux ennuis de la ville; ils respirent un air plus pur, goûtent un repos bienfaisant et se plient plus volontiers aux nécessités d'un régime qui aide puissamment à l'efficacité du traitement. Là aussi les malades peuvent profiter de toutes les ressources de la balnéologie, et joindre l'usage des bains et des procédés hydrothérapiques à l'emploi interne des eaux minérales.

Indépendamment des stations précédemment nommées, et dont les eaux sont minéralisées par les carbonates alcalins, on envoie quelquefois encore les malades dans certaines localités dont les eaux sont minéralisées par le chlorure de sodium : telles sont Niederbronn, Plombières, Luxeuil, Néris, en France ; Bade, Wiesbaden, Hombourg, etc., en Allemagne.

Les eaux chlorurées sodiques, à petites doses (un demi-verre matin et soir, avant le repas), exercent une action tonique et stimulante sur les organes intestinaux, et ont généralement pour effet définitif d'ouvrir l'appétit, de favoriser l'élaboration des aliments, de prévenir ou de combattre la constipation, et de régulariser les actes divers de l'estomac et des intestins.

Elles conviennent dans les dyspepsies gastriques légères ou de moyenne intensité, et dans les dyspepsies intestinales avec constipation.

Elles sont contre-indiquées dans les dyspepsies qui s'accompagnent de douleurs plus ou moins intenses, dans celles qui se compliquent d'un degré quelconque d'irritation gastro-intestinale, et dans les dyspepsies intestinales avec diarrhée.

Les cures de petit-lait et de raisin, dont quelques

médecins ont exagéré la valeur en essayant d'en faire une sorte de panacée, ont été préconisées contre la dyspepsie.

En l'absence d'observations suffisamment probantes et de faits assez nombreux, je ne ferai que signaler cette médication, qui est encore peu connue en France, qui sans doute mérite d'être mise à l'épreuve, mais sur laquelle mon expérience personnelle ne me permet point de me prononcer d'une manière formelle.

Les eaux sulfureuses de Baréges, de Luchon, de Saint-Sauveur, de Cauterets, d'Ax, d'Amélie-les-Bains, de Pierrefonds, d'Eaux-Bonnes, de Saint-Honoré, d'Alevard, d'Enghien, etc., peuvent être prescrites aux dyspeptiques, non point comme moyen de traitement direct, mais à titre de médication auxiliaire ou plutôt complémentaire, dans le but de modifier l'état de la constitution, de relever les forces de l'organisme et de ranimer la vitalité des tissus.

Dans ce cas, les eaux sulfureuses sont prescrites exclusivement en bains, soit concurremment avec la médication interne, soit après que la dyspepsie a été combattue par les moyens directs et les remèdes appropriés.

Je reviendrai d'ailleurs sur les indications spéciales de la thérapeutique hydro-minérale, en parlant des traitements de chaque forme de dyspepsie en particulier.

CHAPITRE VI.

DU TRAITEMENT HYGIÉNIQUE DE LA DYSPEPSIE.

Parmi les maladies chroniques il n'en est point dans lesquelles l'importance du régime soit plus évidente que dans la dyspepsie.

Le travail digestif s'opère avec lenteur ou avec difficulté, les fonctions de l'estomac et des intestins sont troublées, quoi de plus rationnel que de régler la quantité des aliments, de se préoccuper de leurs qualités, de faire un choix approprié aux forces et au degré de tolérance des viscères, de mettre de la régularité dans la distribution des repas et de les séparer par des intervalles suffisants.

Toutes ces questions ne sont pas d'un médiocre intérêt. Elles sont au contraire de premier ordre, et elles doivent tout d'abord faire le principal objet des préoccupations du médecin.

Son premier soin dans le traitement de la dyspepsie sera donc d'établir un régime sévère et sagement institué. Dans les dyspepsies idiopathiques légères et de date assez récente, le régime, tel que je vais en formuler les préceptes, suffira souvent pour dissiper le mal. Dans les dyspepsies plus graves, il est encore rigoureusement nécessaire pour assurer l'efficacité du traitement pharmaceutique.

Le régime est donc la première et la plus essentielle des conditions thérapeutiques de la dyspepsie.

I. — Du choix des aliments.

I. — DE LEUR QUANTITÉ.

En général, il faut pour les dyspeptiques abaisser la quantité des aliments. Il est clair que la digestion s'effectue d'autant plus facilement que les viscères abdominaux ont à opérer sur une plus petite proportion de substances alimentaires.

La quantité des aliments doit donc être proportionnée à la tolérance de l'estomac et au degré de la force digestive de chaque malade. Sans cette précaution, qui est vraiment élémentaire, on s'expose à surmener les viscères et à les réduire à l'impuissance, en leur imposant un travail excessif et qui dépasse leur énergie.

Recommander aux dyspeptiques de manger modérément et de proportionner la quantité des aliments à leurs forces, à leurs aptitudes digestives, telle est donc la première règle à suivre.

Pour cela, il ne faut point s'en tenir à une formule absolue, invariable. On doit suivre les variations, les fluctuations, pour ainsi dire, de la force digestive, et élever ou abaisser, aussi fréquemment qu'il est nécessaire, la quantité des aliments, suivant que la puissance viscérale elle-même s'élève ou s'abaisse.

Il importe expressément de ne pas prendre l'appétit des malades comme le critérium de leur régime et comme la mesure de la quantité d'aliments qu'on peut leur permettre. L'appétit, en effet, est loin d'être toujours en rapport avec les aptitudes des organes digestifs. Dans la dyspepsie dite boulimique, par exemple, les malades ont un appétit vorace et souvent insatiable; ils mangent ou sont portés à manger immodérément; mais ils ne tardent pas à être trahis par leurs forces digestives. L'activité des viscères ne répond pas à ce besoin exagéré, et la masse alimentaire non élaborée est rejetée par le vomissement ou par les garderobes, après des souffrances plus ou moins pénibles et plus ou moins prolongées.

La remarque que je consigne ici est capitale; et l'on s'exposerait, en la négligeant, aux accidents les plus fâcheux. Il semble si naturel de satisfaire la faim et de se nourrir en proportion de l'appétit! Les personnes du monde ne sont que trop portées à raisonner ainsi; mais il n'est pas permis à un médecin de souscrire à des préjugés si grossiers.

II. — DE LA QUALITÉ DES ALIMENTS.

Il est impossible de poser sur ce point des préceptes absolus.

Sans doute, le simple bon sens, ainsi que la saine thérapeutique, indique bien qu'il faut prescrire aux dyspeptiques une nourriture légère et des aliments de facile digestion. Mais on ne doit pas oublier que la digestibilité des aliments n'est absolue que dans l'état de santé, et qu'elle est relative dans l'état de maladie. Ainsi, la croûte de pâté, la charcuterie, passent à bon droit pour être plus lourdes et plus indigestes que le consommé, le poisson ou le poulet, et pourtant certains dyspeptiques digèrent plus facilement les premières substances que les secondes.

J'ai déjà eu l'occasion d'insister sur les caprices, les bizarreries de l'estomac chez les dyspeptiques, et j'ai dit aussi quelle part d'influence il fallait accorder aux idiosyncrasies dans le choix des aliments.

Le médecin ne peut donc guère déterminer d'avance la nature des aliments qu'il convient de prescrire dans les cas de dyspepsie, si ce n'est, pourtant, dans certaines circonstances que j'indiquerai bientôt.

En général, le choix des aliments doit être subordonné aux goûts du malade, aux dispositions particulières de l'estomac et à certaines préférences idiosyncrasiques.

On doit donc avant tout consulter le malade à cet égard, le questionner attentivement, et apprendre de lui quels sont les aliments qui lui conviennent le mieux, qu'il accepte avec le plus de plaisir, que son estomac supporte et digère le plus facilement.

Si les réponses sur toutes ces questions sont affirmatives, le choix des aliments n'est ni difficile, ni douteux ; il est dicté par les renseignements que fournit le malade lui-même.

Mais si le malade est incertain, s'il répond avec indécision, ou s'il n'a de préférence marquée pour aucune substance déterminée, c'est au médecin qu'il appartient de faire un choix convenable.

On commence alors par administrer les substances qui passent pour les plus légères et les plus faciles à digérer, les consommés, les viandes blanches, le poisson, la volaille, etc. Si ces substances sont bien supportées, on en continue l'usage pendant quelque temps ; puis, à mesure que l'appétit renaît et que les digestions s'opèrent plus aisément, on essaye des aliments plus substantiels, les viandes noires par exemple.

Il est nécessaire pour les dyspeptiques, non-seulement de faire un choix convenable de l'aliment le plus léger et le plus facile à digérer, mais encore de veiller à la manière dont l'aliment est accommodé.

Le mode de préparation culinaire auquel sont soumises les substances alimentaires exerce, comme je l'ai déjà dit, une très grande influence sur leur digestibilité.

En général, plus un mets est simple, plus un aliment se rapproche de son état naturel, plus il se digère aisément. Cela se comprend, puisque le travail digestif ne s'exerce alors que sur le plus petit nombre possible de principes élémentaires, immédiats.

Je conseille donc, en thèse générale, de proscrire du régime des dyspeptiques les préparations hétéroclytes, où se trouvent mélangées et confondues les substances les plus disparates, et où les matières alimentaires sont noyées dans des sauces épaisses et grossières, qui leur ôtent leur véritable goût, masquent leurs propriétés les plus précieuses, et ne les rendent ni plus agréables, ni surtout plus légères.

Il en est des sauces comme des remèdes : les plus simples sont les meilleures; mais il vaut mieux encore prendre les aliments dans la forme qui altère le moins leurs qualités naturelles.

Sous ce rapport, les viandes grillées ou rôties sont le mieux acceptées par l'estomac, le plus facilement digérées et celles qui conviennent, par conséquent, le plus aux dyspeptiques.

Telle est la règle générale. Mais encore ici il convient de tenir compte des idiosyncrasies, et de faire d'utiles exceptions en faveur des dispositions individuelles.

Condiments et hors-d'œuvre. — Les réserves que je viens de formuler à propos des sauces et des différents modes de préparations culinaires sont applicables en tous points aux condiments et aux hors-d'œuvre.

Certains condiments, comme le sel, le poivre, le gingembre, la cannelle, la muscade, le vinaigre, le piment, sont quelquefois utiles aux dyspeptiques pour éveiller l'appétit, exciter le travail digestif, stimuler la vitalité de l'estomac, favoriser ses contractions et activer la sécrétion du suc gastrique. Mais il faut prendre garde d'abuser de ces excitants. Ils peuvent parfois déterminer une action irritante, fâcheuse, et un effet contraire à celui qu'on en attend.

Ils ne conviennent nullement dans la forme irritatoire de la dyspepsie, et on les interdira formellement aussi dans la dyspepsie acide, où ils ne peuvent qu'augmenter les aigreurs et les rendre plus importunes.

Les hors-d'œuvre sont généralement choisis parmi des substances crues et indigestes.

Tous ces accessoires sont, pour la plupart des dyspeptiques, d'une digestion difficile, se traduisant par des renvois opiniâtres, qui persistent souvent plusieurs heures après le repas.

Charcuterie. — Je dirai volontiers de la charcuterie ce que je viens de dire des hors-d'œuvre.

Il est reconnu par tout le monde que la viande de porc est d'une digestion difficile. On doit l'interdire surtout aux malades qui digèrent mal les aliments gras.

Œufs, laitage, beurre, fromage. — Quelques dyspeptiques prennent avec plaisir et digèrent aisément le lait et les œufs.

Chez d'autres, le lait est mal toléré ; l'estomac le

digère avec peine ou le rejette par le vomissement. Chez quelques-uns il produit un effet purgatif plus ou moins prompt, précédé, ou non, de douleurs d'entrailles. Ce sont là autant de contre-indications à l'usage du lait. Cet aliment ne convient pas, non plus, dans la dyspepsie intestinale accompagnée de diarrhée.

Il est des dyspeptiques qui digèrent bien les œufs, et surtout les œufs peu cuits.

Mais, chez d'autres, les œufs résistent longtemps au travail digestif et subissent dans l'estomac une sorte de fermentation qui donne lieu à des renvois pénibles, dont l'odeur rappelle celle de l'hydrogène sulfuré. Dans ces circonstances, quelle que soit la forme de dyspepsie à laquelle on ait affaire, il faut proscrire l'usage des œufs.

Le beurre et le fromage sont rarement bien tolérés par les dyspeptiques; on ne doit leur en permettre l'usage qu'avec la plus grande réserve.

Des légumes.—En général les aliments empruntés au règne végétal ne sont pas d'une digestion facile, ainsi que le démontrent les expériences de Spallanzani, de Réaumur, et celles plus récentes de Tiedemann et Gmelin. Aussi les herbivores, qui font de ces aliments leur nourriture exclusive, présentent-ils une disposition particulière et très compliquée de l'estomac, et une longueur considérable du tube intestinal.

La digestibilité des légumes varie avec leur structure et leur composition. Les légumes féculents sont d'une digestion plus facile que les légumes herbacés. Parmi les premiers, ceux qui renferment le plus de fécule, comme la pomme de terre, le topinambour, la patate, la châtaigne d'eau, se digèrent le plus facilement. Ceux qui renferment, au contraire, une grande proportion de ligneux, soit dans leur enveloppe (comme les haricots, les fèves, les lentilles, les petits pois), soit dans leur trame (comme les carottes, les navets, les salsifis, les betteraves, les radis), sont d'une digestion beaucoup plus laborieuse. Ces sortes de légumes tiennent le milieu, pour la digestibilité, entre les féculents proprement dits et les herbacés. Je dois ajouter que leur digestibilité diminue à mesure qu'ils vieillissent. Tout le monde sait que les légumes verts (haricots tendres, petits pois, jeunes fèves, carottes nouvelles), se digèrent mieux et plus facilement que les légumes secs, dont l'enveloppe ligneuse est plus épaisse et plus dure.

Les légumes herbacés sont les plus difficiles à digérer de toutes les substances végétales, à cause de la grande proportion de ligneux qu'ils renferment, et en dépit de certains préjugés qui font choisir ces aliments, de préférence à d'autres, pour la nourriture des convalescents. Tels sont les épinards, la chicorée, l'oseille, la laitue, le pissenlit, l'oignon, le céleri, le poireau, les artichauts, les asperges, et d'autres qui servent de condiments : le cerfeuil, le persil, l'ail, l'estragon, etc.

Nommer, comme je viens de le faire, les légumes suivant leur degré de digestibilité, c'est indiquer d'avance ceux qui conviennent le mieux aux dyspeptiques.

On peut leur permettre souvent, et avec avantage, l'usage des légumes féculents proprement dits, pommes de terre, topinambour, patate, etc. On doit généralement leur interdire les haricots, les pois, les fèves, les salsifis, les navets, les carottes. Cependant on n'oubliera pas que ces légumes se digèrent assez bien quand ils sont verts et tendres, ou encore lorsqu'ils sont réduits en purée, c'est-à-dire dépouillés de la plus grande partie de leur ligneux.

Quant aux légumes herbacés, ils ne conviennent aucunement aux dyspeptiques, et il faut, d'une manière générale, en défendre l'usage.

Cependant, pour les légumes aussi bien que pour les autres aliments, il est utile de consulter l'idiosyncrasie des malades et d'avoir égard aux dispositions de l'estomac.

A côté des féculents, je dois mentionner les farines et les pâtes tirées des diverses céréales.

Du pain, des farines et des pâtes. — Le pain, qui est la base de l'alimentation et qui renferme, comme on le sait, de la fécule et du gluten, n'est pas également bien supporté par tous les dyspeptiques. Il en est, en effet, qui ne peuvent pas le digérer ou qui le digèrent très mal. Ces malades sont atteints de la dyspepsie dite des *féculents ;* ils digèrent difficilement aussi les pommes de terre, le riz, etc.

En général, le pain rassis est plus facile à digérer que le pain tendre ; le pain bien cuit, plus facile aussi que le pain mal cuit, qui est lourd à cause de l'excès d'eau qu'il renferme. Le pain blanc se digère mieux que le pain bis ; le pain de gruau, qui est fait avec la fine fleur de la farine, se digère plus facilement que le pain ordinaire ; enfin, le pain de blé est d'une digestion plus facile que le pain fait avec d'autres substances féculentes, telles que le seigle, l'orge, le maïs et la châtaigne.

Il est aisé, d'après cela, de choisir pour les dyspeptiques le genre de pain qui s'accommode le mieux à l'état de leurs organes digestifs. Le pain rassis, le plus léger, le mieux cuit, le plus pur, est celui qui convient le mieux à ces malades.

La plupart des dyspeptiques digèrent bien le riz et les différentes pâtes ou fécules qui servent à la confection des potages (vermicelle, semoule, tapioca, sagou, arrow-root, etc.). Ces substances seront prescrites conformément au goût des malades, et à leurs dispositions fonctionnelles.

Pâtisserie. — Les pâtisseries, d'une manière générale, doivent être interdites dans la dyspepsie. Ce sont des aliments communément lourds, indigestes, et d'ailleurs très peu nourrissants. Ils fatiguent l'estomac, sans fournir, en échange, une proportion notable de matières alibiles.

Quelques malades se trouvent bien de l'usage de certains gâteaux secs, dont la pâte poreuse et légère les rend d'une digestion plus facile encore que le pain : tels sont les échaudés, les biscuits de Reims, les biscuits à la cuiller, etc. J'ai donné des soins à un dyspeptique qui a guéri après avoir vécu exclusivement d'échaudés pendant près de six mois.

Fruits. — Les fruits et les préparations qui en dérivent, comme les compotes, les marmelades, les tourtes, les confitures, les gelées, conviennent peu dans les dyspepsies par irritation, dans les dyspepsies acides et dans les dyspepsies gastralgiques. Dans ces cas, en effet, l'ingestion des fruits augmente l'irritation, exaspère la douleur et exagère ou provoque les aigreurs.

Dans les autres formes de dyspepsie, l'usage des fruits ne présente pas les mêmes inconvénients. Seulement, il est nécessaire de choisir des fruits bien mûrs, et de les dépouiller de leur enveloppe pour les rendre plus faciles à digérer. Sous ce rapport, les gelées, les confitures, les marmelades et les compotes doivent être préférées aux fruits crus.

Ce que je dis là ne s'applique point aux fruits secs, qui ne sauraient, dans aucun cas, convenir aux dyspeptiques.

Sucre. — Chez quelques malades, le sucre et les

aliments sucrés occasionnent des douleurs gastralgiques, des aigreurs, etc. Ce genre d'alimentation doit donc être autorisé avec une grande réserve dans les dyspepsies nerveuses, dans les dyspepsies acides, et dans les dyspepsies flatulentes.

Le sucre, au contraire, à cause des modifications chimiques qu'il subit dans l'estomac, convient généralement dans les dyspepsies liées à une insuffisance de la sécrétion gastrique, ou à une altération de ce suc consistant dans une proportion moindre d'acide lactique.

La température des aliments n'est pas une chose indifférente ; elle mérite de fixer sérieusement l'attention du médecin. Si certains dyspeptiques tolèrent mieux les aliments chauds, il en est d'autres qui acceptent plus volontiers et digèrent plus facilement les aliments froids.

II. — Du choix des boissons.

I. — DE LEUR QUANTITÉ.

Je recommanderai pour les boissons à l'usage des dyspeptiques la même sobriété que pour les aliments.

Ici encore il faut tenir compte de l'aptitude fonctionnelle de l'estomac, et proportionner la quantité des boissons à la force digestive.

Il est des dyspeptiques dont l'estomac ne peut supporter aucune boisson, quelles qu'en soient la quantité ou les qualités ; de là le nom de *dyspepsie des boissons* ou *des liquides*, donné à cette disposition morbide par quelques auteurs. Inutile de dire quelle doit être la règle de conduite du médecin dans cette circonstance.

Quand les liquides sont bien tolérés, il suffit de recommander au malade d'en user avec modération. En général, les dyspeptiques doivent s'abstenir de boire dans l'intervalle des repas, à moins d'un besoin réel. Dans ce cas, il faut qu'ils boivent en petite quantité à la fois, à différentes reprises et le moins possible.

Ce précepte est applicable à l'usage des boissons pendant le repas. Une saine hygiène commande de boire peu à la fois, et souvent. En buvant beaucoup et d'un seul trait, on introduit brusquement dans l'estomac une grande quantité de liquide, qui distend les parois de l'organe, interrompt ses contractions, gêne les mouvements de la masse alimentaire et rend très pénible le travail digestif. En buvant, au contraire, peu et souvent, l'estomac reçoit la quantité de liquide nécessaire pour entretenir la pâte chymeuse dans un état de mollesse convenable, et pour aider les sucs digestifs à la dissolution des principes assimilables.

On comprend dès lors combien il est utile que les dyspeptiques observent ces préceptes.

II. — DE LA QUALITÉ DES BOISSONS.

Je ne veux parler dans ce paragraphe que des boissons alimentaires, vu qu'il a été longuement question des boissons médicamenteuses, à l'occasion des différents modes de traitement applicables à la dyspepsie.

On peut répéter ici ce qui a été dit à propos des aliments, à savoir, qu'il n'est pas toujours possible à priori de faire un choix convenable, et qu'il faut, en général, consulter les habitudes des malades, leur goût, leurs idiosyncrasies et y conformer les prescriptions relativement aux boissons.

Que si les réponses des malades ne permettent pas de résoudre ces questions, on doit choisir le genre de boisson qui convient le mieux à la forme de dyspepsie reconnue : les boissons aqueuses et mucilagineuses dans les dyspepsies acide et par irritation ; les boissons alcooliques ou stimulantes dans les dyspepsies par défaut de ton, par insuffisance de sécrétion gastrique et dans certaines dyspepsies flatulentes. Les boissons gazeuses conviennent dans les mêmes cas, sauf dans la dyspepsie flatulente ; les boissons alcalines sont indiquées dans la dyspepsie acide, dans la dyspepsie gastralgique, dans la dyspepsie par insuffisance de suc gastrique, dans certaines dyspepsies des goutteux et des rhumatisants ; les boissons acides dans les dyspepsies liées à un défaut d'acidité de suc gastrique, ou à une insuffisance de la quantité de ce fluide ; les boissons sucrées, dans les mêmes cas que les boissons acides.

Lorsque ni les antécédents ni la détermination de la forme dyspeptique ne peuvent éclairer suffisamment le médecin pour le choix des boissons, il faut, comme je l'ai recommandé pour les aliments, recourir à des essais, à des tâtonnements, en procédant avec la même prudence et en commençant toujours par les boissons les plus simples.

Il est important que les dyspeptiques fassent choix d'une eau possédant au suprême degré les qualités de l'eau potable, c'est-à-dire légère et suffisamment aérée.

Dans certains cas, on ne doit permettre que l'usage de l'eau, soit entièrement pure, soit additionnée d'une faible quantité de sucre ou d'une substance aromatique (fleur d'oranger, mélisse), ou aiguisée avec une préparation faiblement acide (jus de citron, sirop de groseilles, etc.).

Dans d'autres cas, les dyspeptiques se trouvent bien de l'usage des boissons fermentées (vin, bière, cidre, poiré, liqueurs alcooliques), qu'ils doivent prendre rarement pures, mais plutôt coupées avec de l'eau.

Beaucoup de malades supportent mal les vins sucrés, tels que ceux de Frontignan, de Lunel, de Malvoisie, de Grenache, d'Alicante, etc.

Il vaut mieux choisir pour eux les vins secs de

Madère, de Xérès, de Porto, etc. Le xérès est chaud et astringent. Il jouit de propriétés stimulantes et digestives qui le feront rechercher pour les dyspepsies atoniques des convalescents, des chloro-anémiques ou des gens atteints de faiblesse congénitale ou acquise des parois de l'estomac.

Le madère contient une petite quantité d'acide libre, qui doit en faire interdire l'usage dans les cas où les acides sont contre-indiqués.

Le porto est riche en tannin ; mais il est aussi très alcoolique, d'où il suit qu'il stimule quelquefois trop énergiquement l'estomac.

Les vins du Midi (Bordeaux, Languedoc, Roussillon) sont justement estimés à cause des principes astringents et toniques qu'ils renferment. Ils sont moins capiteux et moins stimulants que les vins que j'ai précédemment nommés. Aussi les choisit-on de préférence pour les sujets atteints de dyspepsie, et surtout de dyspepsie atonique.

Les vins de Bourgogne et du Rhône contiennent moins de tannin, et plus d'alcool et de tartrates que les précédents. C'est ce qui fait qu'ils conviennent moins aux dyspeptiques.

Les vins du Rhône passent pour être légers ; ils renferment moins d'alcool que les vins de Bordeaux et de Bourgogne, mais plus de tartrates acides, de sorte qu'ils doivent être préférés dans les dyspepsies par insuffisance de suc gastrique.

Les vins mousseux de Champagne et la blanquette de Limoux contiennent de l'acide carbonique libre, et de très faibles proportions de tannin. Ils ne sont donc point toniques, mais simplement stimulants; j'ajouterai que ce sont des stimulants à courte portée, qui ne peuvent être utiles que dans les cas où les organes digestifs ont besoin d'une excitation légère et de peu de durée.

La bière est faiblement alcoolique et aussi légèrement alimentaire, à cause du gluten et de la dextrine qu'elle contient. C'est une bonne boisson, mais que beaucoup de dyspeptiques supportent difficilement.

Le cidre et le poiré contiennent très peu d'alcool et beaucoup d'acides. Il suffit d'indiquer leur composition pour faire apprécier les cas où ces boissons peuvent convenir.

Quant aux boissons spiritueuses, soit simples, comme l'eau-de-vie, le rhum, le tafia, le kirsch, soit composées, comme le curaçao, l'anisette, le cassis, etc., on ne doit que bien rarement en autoriser l'usage aux dyspeptiques.

Ces liqueurs sont formellement contre-indiquées dans la dyspepsie par irritation, dans la dyspepsie acide, dans la dyspepsie gastralgique. Elles peuvent être utiles quelquefois dans la dyspepsie atonique et dans la dyspepsie par insuffisance de suc gastrique. Mais alors les malades doivent en prendre seulement à l'heure des repas, en fort petite quantité, et généralement les couper avec de l'eau.

Bien qu'il ait été question du café et du thé, à l'occasion des boissons médicamenteuses, ces infusions sont devenues d'un usage si répandu, si vulgaire, que je ne puis me dispenser de les rappeler dans ce paragraphe.

On prend d'habitude le café immédiatement après le repas , et le thé deux ou trois heures après, c'est-à-dire vers la fin de la digestion stomacale.

Le café et le thé peuvent être autorisés dans les formes simple, atonique et flatulente de la dyspepsie; mais ces boissons ne sauraient jamais convenir dans la dyspepsie par irritation , et très rarement dans la dyspepsie nerveuse et dans la dyspepsie acide.

Il ne faut pas oublier, non plus, qu'il est des dyspeptiques chez lesquels le café et le thé, le café surtout, déterminent une lenteur et une difficulté plus grandes du travail digestif.

En toute circonstance, quand il n'y a point de contre-indication formelle à l'usage du café et du thé chez les dyspeptiques, il est toujours utile de leur recommander d'en prendre avec modération et seulement des infusions extrêmement légères.

La température des boissons est une des qualités sur lesquelles il importe le plus de fixer l'attention.

Le plus souvent, les boissons se prennent à la température ordinaire. C'est celle qui convient le mieux à la digestion dans l'état normal. Les boissons chaudes, tièdes ou très froides, sont généralement nuisibles à l'élaboration régulière des aliments ; aussi faut-il les proscrire dans la dyspepsie. Toutefois il est des sujets, dyspeptiques ou non, qui font exception à cette règle. On doit tenir compte de ces dispositions individuelles, et permettre les boissons à la température qui est le mieux supportée par l'estomac.

Cependant les boissons froides peuvent convenir quelquefois dans les dyspepsies par irritation et dans certaines dyspepsies atoniques et flatulentes.

Les boissons chaudes sont préférables dans les dyspepsies nerveuses et dans quelques dyspepsies flatulentes, notamment dans celles qui se compliquent de phénomènes gastralgiques.

Dans les dyspepsies accompagnées de vomissements, les boissons doivent être administrées très froides, à moins de quelque contre-indication formelle.

Dans les dyspepsies intestinales avec diarrhée, on prescrira des boissons chaudes.

Il est bien entendu que ces préceptes s'appliquent à toutes les formes de liquides, aux bouillons, par exemple, tout aussi bien qu'aux boissons proprement dites.

CHAPITRE VII.

Après avoir exposé d'une manière analytique le traitement de la dyspepsie, je vais présenter, dans un résumé synthétique, les divers moyens thérapeutiques qui conviennent à chacune des formes de la dyspepsie.

Traitement de la dyspepsie gastrique.

DYSPEPSIE GASTRIQUE SIMPLE.

Il serait difficile de formuler un traitement spécial pour cette variété de dyspepsie. La bénignité même des symptômes qui la caractérisent ne réclame que l'emploi des moyens les plus ordinaires. Souvent un régime convenablement institué et en rapport avec les forces digestives de l'estomac suffit pour amener la guérison, ou tout au moins un amendement sensible. Mais, en général, il est utile de seconder le traitement hygiénique par l'administration des substances qui passent à juste titre pour les auxiliaires ou les stimulants du travail digestif, à savoir, les amers (camomille, gentiane, quinquina, columbo, quassia amara, rhubarbe, etc.), l'eau de Seltz, l'eau de Vichy, le bicarbonate de soude, la pepsine, auxquels on pourra joindre avantageusement l'hydrothérapie, si rien n'en contre-indique l'usage.

DYSPEPSIE GASTRIQUE ATONIQUE.

Si cette variété de dyspepsie est simple, dégagée de complications, elle réclame l'emploi des toniques amers, des stimulants spéciaux et des excitants généraux, un régime fortifiant, une alimentation généreuse, et toute la série des moyens hygiéniques capables de relever les forces et de stimuler les grandes fonctions de l'économie.

En outre, comme la dyspepsie atonique est caractérisée par une insuffisance dans l'ensemble des fonctions de l'estomac, il est nécessaire, non-seulement de donner du ton à cet organe et d'exciter ses contractions, mais encore de favoriser la sécrétion du suc gastrique, ou, pour mieux dire, de suppléer à l'insuffisance de sa sécrétion. On prescrit donc, s'il y a lieu, c'est-à-dire si les fonctions digestives languissent, malgré l'emploi des toniques et des excitants, on prescrit la diastase, ou mieux encore la pepsine, d'après les formules que j'ai données précédemment (p. 149).

Dans la dyspepsie atonique il est utile d'avoir recours aux modificateurs généraux externes, à l'hydrothérapie, aux bains de mer, aux bains sulfureux, aux bains salés, à la faradisation, à la gymnastique, etc.

La nourriture doit consister d'abord en consommés, bouillons, potages gras, jus de viande, jusqu'à ce que l'estomac ait recouvré les forces suffisantes pour digérer les aliments solides. Parmi ceux-ci on choisit ceux qui se digèrent le plus facilement, et qui, sous un petit volume, fournissent la plus grande proportion de matières alibiles. A ce régime alimentaire on ajoute l'usage des vins généreux et réputés toniques (bordeaux, alicante, xérès, porto, etc.).

DYSPEPSIE GASTRIQUE PAR IRRITATION.

La dyspepsie par irritation exclut, comme il est aisé de le comprendre, tous les médicaments de nature à augmenter cette disposition morbide de l'estomac, aussi bien que les aliments et les boissons qui pourraient éveiller ou accroître la susceptibilité de l'organe malade.

On prescrit donc les boissons aqueuses ou faiblement mucilagineuses : l'eau de gomme, le sirop d'orgeat, etc., mais toujours en petite quantité à la fois, de manière à ne pas fatiguer, ni charger l'estomac.

L'alimentation sera légère et composée exclusivement de substances d'une très facile digestion : le lait, les consommés, les bouillons, et, quand l'estomac est en état de supporter des aliments solides , du poisson ou du poulet.

Les malades ne doivent manger qu'une très petite quantité de pain ; quelquefois même on le leur interdira formellement.

Dans les cas où l'irritation est intense, on a recours

aux calmants, mais à faible dose : on administre, par exemple, une potion avec 10 ou 15 grammes de sirop diacode, 2 à 3 gouttes de laudanum sur un morceau de sucre imbibé d'eau, une cuillerée à café de sirop de morphine, une pilule de 1 à 2 centigrammes d'extrait thébaïque.

Dans ces cas, surtout si l'estomac se montre intolérant, s'il y a des nausées ou des vomissements, on impose une diète absolue, une abstinence complète de boissons et d'aliments, jusqu'à ce que l'éréthisme gastrique soit apaisé.

A l'extérieur, la dyspepsie par irritation commande l'emploi des révulsifs. Dans les cas très légers, les applications réitérées de sinapismes sur la région épigastrique suffisent pour calmer l'irritation de l'organe ; mais le plus souvent il faut employer des révulsifs plus énergiques, soit l'huile de croton tiglium, soit les préparations stibiées, soit les vésicatoires. Rarement, dans cette variété de dyspepsie, on a besoin de recourir à des exutoires plus actifs.

Des révulsifs précédemment nommés, celui auquel je donne généralement la préférence, à cause de la facilité de son emploi, de l'innocuité de son application, et surtout en raison des avantages que j'en ai souvent retirés, c'est l'huile de tiglium (voyez *Médication révulsive*, p. 123 et 125).

DYSPEPSIE GASTRALGIQUE.

Cette forme de dyspepsie, ainsi qu'on a pu le voir dans l'exposé des symptômes, se rapproche à un certain point, mais sans se confondre avec elle, de la dyspepsie par irritation portée à un certain degré. Seulement ici, c'est le phénomène nerveux qui domine ou, pour mieux dire, qui caractérise essentiellement la maladie.

Aussi cette forme de dyspepsie réclame-t-elle surtout la médication calmante, sédative.

On a donc recours à l'emploi interne et externe des narcotiques et des antispasmodiques, conformément aux règles que j'ai indiquées en traitant de la médication calmante (voy. page 118).

Ces moyens suffisent le plus souvent quand la dyspepsie gastralgique existe isolée, quand elle est bien franchement idiopathique.

Mais ce n'est pas là le cas le plus commun. Chez la grande majorité des sujets la dyspepsie gastralgique n'est que l'expression localisée d'un état nerveux général, ou bien elle accompagne la chlorose ou l'anémie, ou encore elle se lie à certaines diathèses, telles que l'herpétisme ou l'arthritis (goutte et rhumatisme).

Dans ces circonstances, le traitement local serait insuffisant ; il convient d'y associer les moyens thérapeutiques que réclame l'état général, en ayant soin, toutefois, de ne rien administrer à l'intérieur qui puisse exercer une funeste influence sur la lésion gastrique.

Ainsi, très souvent, il faut s'abstenir des préparations amères et ferrugineuses, surtout au début, alors que l'éréthisme nerveux de l'estomac contre-indique formellement l'emploi de ces agents. Mais on emploie avec avantage le quinquina, la gentiane et les martiaux, dans une période plus avancée, quand on a préalablement calmé l'excitabilité gastrique par une médication appropriée.

Ce que je dis du fer, à propos de la gastralgie des chloro-anémiques, je le dirai également des préparations arsenicales et iodées, qu'on a souvent coutume de prescrire aux herpétiques, aux rhumatisants et aux goutteux.

Je conseille donc d'ajourner à un moment plus opportun l'administration des modificateurs généraux internes. En attendant qu'on y puisse recourir sans préjudice pour l'estomac, on prescrit les modificateurs généraux externes, tels que l'hydrothérapie pour les chlorotiques, les bains sulfureux et les bains alcalins pour les herpétiques, les goutteux et les rhumatisants.

Dans les dyspepsies gastralgiques opiniâtres, comme dans toutes les autres névralgies rebelles, il est souvent utile de recourir à l'application des vésicatoires volants *loco dolenti*. En général, on rend cette application plus efficace en saupoudrant la surface du derme dénudé avec 1, 2 ou 3 centigrammes de sulfate ou de chlorhydrate de morphine.

Enfin, on peut tenter de modifier la sensibilité de l'organe à l'aide de la faradisation. Pour atteindre ce résultat, on promène un pinceau électrique sur la région épigastrique, comme je l'ai dit, pages 125 et 147, de manière à déterminer sur la peau une révulsion marquée.

Le régime, dans cette forme de dyspepsie, doit être, comme dans la dyspepsie par irritation, empreint d'une grande sobriété. Il ne faut pas oublier que les gastralgiques ont l'estomac assez intolérant ; et il est à propos, par conséquent, de leur prescrire des boissons douces, des aliments légers et en petite proportion.

Quelques-uns supportent convenablement le vin ; d'autres manifestent pour cette boisson un goût assez prononcé. Dans ces circonstances, on peut autoriser l'usage d'un vin vieux et choisi, en se conformant aux préceptes que j'ai formulés à l'occasion du régime et du choix des boissons.

C'est dans la dyspepsie gastralgique que les malades témoignent quelquefois des goûts bizarres et des caprices étranges pour le choix des boissons et des aliments. Il faut résister à ces goûts et à ces caprices quand ils sont de nature à aggraver le mal, à éveiller ou à exaspérer la douleur, ou à provoquer une indigestion. Mais on peut les satisfaire, toujours avec prudence et ménagement, quand ils ne sont point déraisonnables et qu'ils sont incapables de porter aucune atteinte aux fonctions de l'estomac.

Dans la dyspepsie gastralgique, plus que dans aucune autre variété de dyspepsie, il faut se conformer, dans une certaine mesure, pour l'institution du régime, aux goûts et aux idiosyncrasies du malade.

Le grand air, un exercice modéré, un climat tempéré, conviennent aux sujets atteints de dyspepsie gastralgique. Ils doivent éviter avec soin les fatigues de tout genre, mais surtout les fatigues intellectuelles, les veilles, les émotions, et tout ce qui est propre à surexciter ou à abattre le système nerveux.

Comme complément du traitement de la dyspepsie gastralgique, il est utile, dans la plupart des cas, d'envoyer les malades aux bains de mer, ou aux eaux de Salins, de Vichy, de Pougues, d'Ems, de Saint-Sauveur, de Bagnères-de-Luchon, suivant les indications fournies par l'état général.

DYSPEPSIE GASTRIQUE ACIDE.

Cette dyspepsie emprunte sa principale ou plutôt son unique indication thérapeutique à l'élément morbide prédominant et souvent exclusif, c'est-à-dire l'excès de sécrétion de suc gastrique, ou la trop grande proportion dans ce suc de l'acide qu'il contient normalement.

Ce traitement, qui est le triomphe de l'adage *Con-*

traria contrariis curantur, est essentiellement chimique; il consiste à neutraliser l'excès d'acidité gastrique par l'usage des alcalins.

Mais, comme les expériences de M. Bernard ont démontré que l'ingestion des substances alcalines dans l'état de vacuité augmente la sécrétion du suc gastrique, on ne prescrira pas les alcalins à jeun ou avant le repas, mais durant le repas et même pendant le cours de la digestion stomacale, de manière à neutraliser l'acidité du suc gastrique, au fur et à mesure qu'il est sécrété.

Dans ce but on ordonne, soit le bicarbonate de soude, par petites doses, délayé dans une faible quantité d'eau, soit la magnésie, soit le sous-nitrate de bismuth, soit l'eau de chaux ou la poudre d'yeux d'écrevisse. On peut administrer ces substances séparément ou les associer.

La manière la plus commode et la plus habituelle de donner les alcalins, c'est de prescrire pendant les repas l'usage des eaux minérales alcalines de Vichy, d'Ems, de Soultzmatt, de Pougues, d'Alet, de Condillac, de Saint-Galmier, etc.

Dans le régime, il faut interdire toute substance, aliment ou boisson, capable d'augmenter l'acidité stomacale ou d'exagérer la sécrétion du suc gastrique, telle que le vinaigre, les fruits et les liqueurs acides, les confitures, les gelées, ou les substances susceptibles de subir la transformation acide, telles que le vin, le cidre, la bière, le sucre, et même les féculents.

Le lait et les fromages ne conviennent pas non plus dans la dyspepsie acide. La plupart du temps, les bouillons et les potages sont mal supportés aussi, quand ils sont pris en trop grande quantité.

Beaucoup de malades, à cause même de l'excès de suc gastrique, digèrent fort bien les substances albuminoïdes solides, et notamment les viandes noires.

En revanche, ils tolèrent mal les principes amylacés, le pain, les pommes de terre et tous les légumes féculents. On leur conseillera donc d'user de ces substances avec beaucoup de modération.

Les alcalins conviennent à l'extérieur comme à l'intérieur. Aussi est-il avantageux de soumettre les malades à l'usage répété des bains au carbonate de soude.

Enfin, quand la saison le permet, on envoie les dyspeptiques aux stations thermales, précédemment nommées (Vichy, Pougues, Ems, Soultzmatt, etc.).

DYSPEPSIE GASTRIQUE FLATULENTE.

La dyspepsie flatulente réclame une médication un peu différente, selon qu'elle tient à un trouble de l'innervation, comme il arrive chez les sujets d'un tempérament nerveux, ou à une faiblesse atonique des parois de l'estomac.

La dyspepsie flatulente qui se montre chez les

femmes nerveuses, impressionnables, sujettes aux spasmes et aux vapeurs, est avantageusement traitée par les antispasmodiques, et principalement par l'éther, que l'on donne, soit sous forme de sirop, soit en perles, d'après la formule du docteur Clertan, soit encore plus simplement à la dose de cinq ou six gouttes sur un morceau de sucre imbibé d'eau.

La dyspepsie flatulente que je nomme *atonique* réclame l'emploi des remèdes propres à relever le ton de l'estomac, à favoriser les contractions de sa tunique musculaire, ou à exciter l'action des nerfs qui président aux fonctions de ce viscère.

Au nombre des premiers remèdes, il faut citer les substances réputées carminatives, l'anis, la coriandre, la camomille, le gingembre, etc ;—certaines liqueurs, comme l'anisette, le curaçao ;—l'eau de mélisse;—les médicaments toniques, le quinquina, le quassia amara, le colombo, la gentiane, etc.

Quant aux médicaments propres à stimuler l'influx nerveux, ce sont les excitants diffusibles, tels que les vins généreux de Malaga, d'Alicante, de Madère, de Porto, de Xérès, le vieux bordeaux, etc., le café, le thé.

Ces dernières substances sont incontestablement les plus actives, à cause de leur double influence sur l'estomac et sur l'innervation.

Comme la dyspepsie flatulente peut s'accompagner d'un certain degré d'irritation, et qu'il est assez commun surtout qu'elle s'associe à des douleurs gastralgiques, il faut user d'une certaine prudence dans l'administration des remèdes que je viens d'énumérer. Avant de les employer plus largement et avec persévérance, il est nécessaire de s'assurer qu'il n'existe ni irritation, ni gastralgie; et, si l'on constate l'existence d'un de ces deux états, on doit le combattre par les moyens appropriés avant d'attaquer la dyspepsie flatulente.

Il faut bien se garder surtout d'abuser des excitants diffusibles chez les sujets impressionnables, que les vins généreux, le café ou le thé pourraient surexciter à l'excès.

On prescrit encore avec avantage dans la dyspepsie flatulente les poudres dites absorbantes : la magnésie, le charbon végétal, qui, vu la dose insuffisante à laquelle on les donne, agissent sans doute plutôt comme excitants directs de l'estomac que comme absorbants des gaz, ainsi que je l'ai déjà exposé plus haut, à l'occasion de la médication absorbante.

A l'extérieur, on emploie contre la dyspepsie flatulente, les frictions sèches sur la région épigastrique, ou les frictions stimulantes pratiquées avec de l'eau de Cologne, de l'alcoolat d'anis, de lavande ou de romarin, de l'eau éthérée, de l'huile de camomille camphrée.

Quand la région épigastrique n'est pas trop douloureuse, des pressions méthodiques, et le massage pourront aussi favoriser les contractions stomacales, la circulation et l'expulsion des gaz.

La galvanisation, appliquée sur la région de l'épigastre, est indiquée dans la majorité des cas, surtout quand la flatulence est le résultat d'une atonie de l'estomac.

Les moyens généraux, tels que l'exercice au grand air, les promenades, les courses, l'équitation, la gymnastique, sont utiles aux sujets atteints de dyspepsie flatulente.

On prescrit encore à ces malades, à moins de contre-indication formelle, les bains de sel, les bains sulfureux, les bains de mer, l'hydrothérapie ; les eaux d'Enghien, de Pierrefonds, de Saint-Honoré, de Luchon, de Cauterets, de Saint-Sauveur, etc.; les eaux minérales de Vichy, d'Ems, de Pougues, de Soultzmatt, de Bussang, de Spa, de Niederbronn, de Plombières, etc., tant à l'intérieur qu'à l'extérieur.

La dyspepsie flatulente réclame un régime modéré et bien choisi. Les malades doivent manger peu, et bannir de leur table tous les aliments d'une digestion laborieuse et dont la présence dans l'estomac est de nature à provoquer le développement des gaz, tels que les féculents, et surtout les féculents secs et recouverts d'une enveloppe plus ou moins résistante (pois, haricots, fèves, lentilles), les légumes herbacés et la plupart des fruits : on sait, en effet, que les fruits produi-

sent, chez beaucoup de sujets, un gonflement douloureux assez prononcé de l'estomac. Le pain convient
peu dans cette variété de dyspepsie ; il faut donc
en restreindre l'usage autant que possible, le choisir
bien cuit et toujours rassis. Les gâteaux et toute espèce
de pâtisserie seront interdits.

Ces dyspeptiques doivent boire très modérément,
s'abstenir d'eau pure, et faire usage, sauf les réserves
précédemment indiquées, de quelques vins généreux
d'Espagne ou du midi de la France.

Les liqueurs acides et les liqueurs fermentescibles,
le cidre et le poiré, mais la bière surtout, doivent être
défendus dans la dyspepsie flatulente. Les vins mousseux, les liqueurs alcooliques, les eaux gazeuses, les
boissons trop sucrées, ne conviennent pas davantage,
en raison des fermentations qu'ils provoquent dans
l'estomac et des gaz auxquels ces fermentations donnent naissance.

Traitement de la dyspepsie intestinale.

Le traitement de la dyspepsie intestinale doit être
calqué sur celui de la dyspepsie gastrique. Les formes
correspondantes dans les deux maladies, offrent les
mêmes indications et réclament les mêmes moyens
thérapeutiques et hygiéniques. Je ne m'exposerai donc
pas à des répétitions stériles, en donnant ici de nouveau le détail des diverses médications propres à

chacune des variétés de la dyspepsie. Je me contenterai de dire les remèdes spéciaux ou les procédés thérapeutiques particuliers qui peuvent convenir aux différentes espèces de dyspepsies intestinales.

Ces remèdes et ces procédés sont spécialement commandés par les fonctions de la masse intestinale, par sa situation et par la disposition de son orifice inférieur.

En conséquence, tous les moyens topiques, applicables sur la région de l'épigastre dans la dyspepsie gastrique, doivent être appliqués sur la paroi abdominale proprement dite, dans chacune des formes corrélatives de la dyspepsie intestinale. Ainsi, les révulsifs et notamment l'huile de croton tiglium, dans la dyspepsie intestinale par *irritation;* les onctions calmantes, les fomentations narcotiques, les vésicatoires volants, saupoudrés ou non de chlorhydrate de morphine, dans la dyspepsie entéralgique ; les frictions stimulantes et le massage, dans la dyspepsie intestinale flatulente, etc.

Quant aux remèdes internes, on les fait administrer par la bouche, comme il a été dit précédemment, et souvent aussi par le rectum. Ainsi, dans la dyspepsie intestinale par irritation, on prescrit des remèdes émollients, et quelquefois des lavements calmants ; dans la dyspepsie entéralgique, on doit insister particulièrement sur les lavements narcotiques, les bains entiers, etc.; dans la dyspepsie intestinale flatulente, on peut recourir aux lavements de camomille, d'anis, etc.

La dyspepsie intestinale présente des indications spéciales, suivant qu'elle s'accompagne de diarrhée ou de constipation.

Dans les cas de diarrhée, il est nécessaire, avant d'instituer le traitement, de décider si la diarrhée est le résultat d'une irritation intestinale ou simplement d'une lésion de sécrétion.

Dans le premier cas, on ordonne les émollients et les calmants à l'intérieur, par la bouche et par le rectum, et les révulsifs à l'extérieur. C'est ici surtout que l'huile de croton tiglium trouve son application la plus rationnelle et la plus efficace.

Si, au contraire, il y a constipation, on a recours à des laxatifs légers, qui puissent favoriser les garde-robes sans irriter l'intestin. On donne dans ce but une ou deux cuillerées à café de magnésie calcinée, le calomel à doses fractionnées, la moutarde blanche, les eaux de Pullna, de Niederbronn, de Friedricshall; — les lavements miellés, les lavements huileux, etc.

Dans quelques circonstances, la dyspepsie intestinale s'accompagne d'alternatives de diarrhée et de constipation. L'huile de croton appliquée à l'extérieur, comme révulsif, réussit fort bien dans ces conditions. A l'intérieur, pour régulariser les fonctions de l'intestin, on administre avec avantage l'eau de Vichy à petites doses ou l'eau de Niederbronn. Cette dernière, pour être efficace dans les cas dont nous parlons, doit être prise à la température de la source (18° centigr.), quelques minutes avant le repas, et seulement à la dose d'un demi-verre ou d'un verre au plus, comme le recommande M. Kuhn.

Dans les mêmes circonstances, on donne encore avec avantage les infusions aromatiques de camomille, de mélisse, de feuilles d'oranger, édulcorées avec le sirop d'écorce d'oranges amères.

Le régime et le traitement hygiénique, tels que je les ai tracés à propos de chacune des formes de la dyspepsie gastrique, sont applicables à chacune des variétés correspondantes de la dyspepsie intestinale.

J'en dirai autant des différentes médications générales, l'hydrothérapie, les bains de mer et les eaux minérales, qui sont indiquées dans la dyspepsie intestinale, comme dans la dyspepsie gastrique, suivant les formes et aussi d'après l'existence de certains phénomènes généraux.

Des indications thérapeutiques fournies par certaines lésions fonctionnelles.

Dans le traitement de la dyspepsie, il faut tenir compte, non-seulement des différentes formes de cette maladie, mais encore de ses causes organiques ou physiologiques, toutes les fois qu'il est possible de les découvrir.

Ainsi, dans la dyspepsie causée par un défaut dans la mastication, on cherche à obvier d'une manière directe à la lésion de cette fonction mécanique, soit en administrant au malade des aliments liquides, demi-liquides ou d'une faible consistance, qui réclament peu d'efforts de mastication ; soit en lui conseillant l'extraction de mauvaises dents, soit en lui prescrivant l'application de dents artificielles.

Dans la dyspepsie déterminée par une insuffisance de la sécrétion salivaire, on donne la diastase (en pilules ou en poudre) pour y suppléer, ou bien on active cette fonction par l'emploi des substances sialagogues ou par l'usage de certains condiments excitants, la moutarde, le piment, les cornichons, etc. En même temps, on conseille de ne faire qu'un usage fort restreint des féculents, pois, pommes de terre, qui, comme on le sait, réclament, pour être digérés, l'action de la salive.

Si la salive est en excès, il est rare, comme je l'ai déjà dit, qu'elle ne soit pas en même temps altérée dans ses qualités. Il faut alors chercher en quoi consistent ces altérations. Quand la salive est acide ou neutre, on prescrit les lotions dans la bouche avec une eau rendue alcaline par l'addition du bicarbonate ou du borate de soude ; on administre aussi à l'intérieur le bicarbonate de soude, l'eau de Vichy. La diastase convient également dans ces circonstances, afin de corriger, autant que possible, l'altération pathologique de la salive.

Dans les dyspepsies dépendant d'une insuffisance du

suc gastrique ou d'une altération de ses éléments essentiels (*dyspepsie alcaline* des auteurs), la pepsine convient, ainsi que l'eau de Vichy ou le bicarbonate de soude, à petite dose, un peu avant le repas, comme je l'ai indiqué plus haut (page 129). En même temps on abaisse la proportion des substances albuminoïdes dans le régime.

Si la dyspepsie se lie à un excès de suc gastrique (*dyspepsie acide*), on donne encore les alcalins, mais à dose beaucoup plus élevée que dans le cas précédent, pendant le repas et même après, s'il est nécessaire.

On insiste sur un régime alimentaire substantiel, composé de matières albuminoïdes ; on interdit les acides et les substances capables d'entrer en fermentation, le sucre, par exemple, les fruits, les liqueurs, etc.

Quand l'excès de sécrétion du suc gastrique provient d'un certain degré d'irritation de l'estomac, on emploie avec succès l'application des révulsifs cutanés, notamment de l'huile de croton tiglium.

Dans les cas où la sécrétion pancréatique fait défaut ou est insuffisante, ce que l'on constate par l'intolérance des matières grasses, il faut surtout établir un traitement diététique, et interdire les aliments gras.

Quant à l'insuffisance de la sécrétion biliaire, on peut jusqu'à un certain point y suppléer en excitant cette sécrétion par les alcalins et en administrant l'extrait de fiel de bœuf, à la dose de 10 centigrammes à 1 gramme.

Traitement des dyspepsies mixtes.

Comme j'ai déjà eu occasion de le dire, il n'est pas rare que la dyspepsie, au lieu de se manifester sous une forme unique, revête des caractères assez complexes appartenant à diverses variétés. Dans ces cas mixtes, les indications thérapeutiques varient suivant qu'un des symptômes est prédominant ou que tous les phénomènes présentent une intensité à peu près égale.

Dans les cas où un des caractères sémiologiques prédomine au point d'effacer, pour ainsi dire, tous les autres ou de les réduire à une importance tout à fait secondaire, il suffit quelquefois d'attaquer par des moyens appropriés la forme prépondérante de dyspepsie, pour voir diminuer sensiblement ou même disparaître les symptômes appartenant aux formes secondaires.

Si la forme prédominante s'offre avec des caractères moins accusés, si son intensité ne tranche pas d'une manière très évidente sur les phénomènes d'une ou de plusieurs autres variétés concomitantes, on peut, soit diriger d'abord le traitement contre la forme prédominante, soit la combattre concurremment avec les variétés coexistantes. C'est ainsi que dans certains cas de dyspepsie gastralgique et flatulente, on associe les calmants ou les antispasmodiques avec les carminatifs; dans la dyspepsie acide, gastralgique et flatulente, les alcalins, les calmants et les carminatifs.

L'indication que je viens de poser, relativement aux cas où une forme ne prédomine qu'à un faible degré, est applicable à fortiori dans les circonstances où, plusieurs formes se confondant et existant simultanément, aucune d'elles ne prédomine.

Je dois cependant faire une exception pour les cas où il se manifeste des symptômes non équivoques de dyspepsie par irritation. J'ai formulé à cet égard des préceptes auxquels j'attache une haute importance, et que je crois devoir résumer ici, en disant que cette forme de dyspepsie, quand elle coexiste avec d'autres, est la première qu'il faut traiter et guérir, sous peine, en la laissant subsister, de voir échouer tous les moyens de traitement dirigés contre les formes concomitantes.

Traitement des dyspepsies sympathiques et symptomatiques.

Dans les dyspepsies symptomatiques et sympathiques, les troubles gastriques et intestinaux ne réclament pas de moyens thérapeutiques différents de ceux qui viennent d'être exposés. Seulement il ne faut pas oublier que ces troubles ne sont ici que secondaires et qu'ils se rattachent à des lésions éloignées, soit locales, soit générales. Aussi serait-ce en vain qu'on s'efforcerait de combattre les phénomènes dyspeptiques, si, au préalable, ou concurremment, un traitement approprié n'était dirigé contre la maladie primordiale. Dans les cas de ce genre, le traitement de la dyspepsie doit donc être considéré comme secondaire et relégué au deuxième plan.

Mais, ainsi que je l'ai dit (page 106), s'il est quelquefois facile de découvrir l'affection primordiale, comme dans la goutte, le rhumatisme, l'herpétisme, la plupart des cachexies, etc., parfois aussi le diagnostic présente de grandes difficultés. A ce propos, j'ai cru devoir appeler l'attention des praticiens sur les méprises auxquelles exposent trop souvent les dyspepsies liées aux maladies utérines et péri-utérines. On trouvera sur ce sujet, dans mon *Traité des maladies de l'utérus*, des observations nombreuses (6ᵉ série, p. 803) qui prouvent combien cette erreur est facile et commune. Cependant, en raison de l'importance de cette question pratique, je crois utile de rapporter encore ici deux faits qui m'ont paru des plus remarquables et des plus probants.

Obs. I. — Marie, cuisinière, âgée de vingt-huit ans, douée d'une bonne constitution, se plaignait, depuis sept ans, d'accidents dyspeptiques : douleurs dans la région de l'estomac, diminution de l'appétit, digestions difficiles ; vomissements fréquents, éructations abondantes, aigreurs, rapports nidoreux, etc. ; diminution des forces et de l'embonpoint ; signes de chloro-anémie.

Cette malade a été soumise, pendant cette longue période

de temps, tant en ville que dans les hôpitaux de Paris, à des traitements nombreux et variés, tous exclusivement dirigés contre les troubles gastriques : amers, ferrugineux; eaux de Vichy, de Pougues, d'Alet, de Spa; sous-nitrate de bismuth, bicarbonate de soude; vomitifs, etc.

Ces diverses médications échouèrent.

La malade entra dans ma division, à la Charité, dans les derniers mois de 1859. Soupçonnant qu'une dyspepsie si opiniâtre ne devait pas être idiopathique, je dirigeai particulièrement mon examen du côté des organes de la génération. La malade m'apprit que, depuis le début des accidents digestifs, elle éprouvait des douleurs fréquentes dans le bas-ventre, des irrégularités dans la menstruation, et qu'elle perdait en blanc. Je constatai une rétroversion de la matrice, une métrite interne et un engorgement péri-utérin à gauche.

J'ai d'abord combattu l'affection utérine et péri-utérine par de faibles émissions sanguines, par des révulsifs cutanés, des bains, des calmants, un régime sévère, et, en dernier lieu, par la cautérisation intra-utérine.

Sous l'influence de ce traitement, on vit diminuer progressivement les lésions des organes génitaux, et en même temps les phénomènes de dyspepsie. Cependant, pour accélérer et pour consolider la guérison des troubles gastriques, je fis appliquer successivement plusieurs vésicatoires volants sur la région de l'estomac, et, au bout de sept mois, la malade sortit entièrement rétablie. J'ai eu souvent occasion de la voir depuis, et sa guérison ne s'est pas démentie.

OBS. II. — Madame Tes..., âgée de trente-sept ans, sans profession, tempérament nerveux; mariée, mère de trois enfants, et ayant joui jusqu'alors d'une bonne santé, éprouva, quelque temps après sa dernière couche, en 1841, des accidents dyspeptiques, caractérisés surtout par des douleurs gastralgiques atroces, des vomissements rebelles et des digestions très laborieuses. Ces accidents se manifestaient habituellement sous forme·de crises revenant trois ou quatre fois par mois. Les accès acquéraient parfois une telle violence qu'ils jetaient une perturbation profonde dans la raison, occasionnaient des mouvements convulsifs dans les membres, et même semblaient menacer la vie de la malade.

Médications variées, dirigées contre les phénomènes dyspeptiques et les troubles nerveux : opium, belladone, valériane; eaux alcalines et gazeuses, boissons froides; bains répétés; enfin, traitement homœopathique pendant un an, et divers remèdes secrets, rien ne réussit.

La maladie s'aggravait de plus en plus, quand madame Tes... vint réclamer mes soins, en 1854. Les accidents que je viens de décrire étaient à ce point prédominants et préoccupaient si vivement la malade, que jamais son attention ne s'était portée sur la région où était réellement la source du mal, et qu'elle ne consentit qu'avec peine à l'examen des organes génitaux ; cependant elle convint qu'elle perdait en blanc depuis son dernier accouchement, qu'à l'époque des règles elle souffrait du bas-ventre et qu'elle éprouvait aussi des douleurs plus vives dans l'estomac. Il existait, en effet, une antéflexion de la matrice et une métrite interne.

J'eus immédiatement recours au traitement direct de la phlegmasie intra-utérine : cathétérisme utérin ; cinq cautérisations de la membrane interne de l'utérus, à six jours d'intervalle, à l'aide du porte-caustique de Lallemand. (Afin de rendre plus évidente l'intime connexion des lésions utérines avec les troubles gastriques, je crois devoir faire remarquer que les deux premières introductions de la sonde dans l'utérus réveillèrent immédiatement les douleurs de l'estomac et provoquèrent des vomissements.)

Chose remarquable! ce traitement suffit pour guérir à la fois l'affection utérine et les accidents dyspeptiques. Depuis huit ans la malade jouit d'une bonne santé; elle a eu une nouvelle grossesse et elle est accouchée, il y a un an, sans accident.

Ces faits et ceux que j'ai mentionnés dans mon *Traité des maladies de l'utérus*, et d'autres encore qu'il m'a été donné d'observer depuis, démontrent jusqu'à l'évidence qu'il existe d'étroites sympathies pathologiques entre la matrice et les organes digestifs; que souvent la dyspepsie est sous la dépendance d'une lésion utérine ou péri-utérine, et que, dans ce cas, pour triompher des troubles gastriques et intestinaux, *il est toujours nécessaire et souvent il suffit* de traiter l'affection de l'utérus ou de ses annexes.

Je dois ajouter que si cette méthode de traitement échoue entre les mains de beaucoup de praticiens, cela tient à ce qu'ils méconnaissent trop souvent les lésions les plus importantes, soit la métrite interne, soit l'engorgement péri-utérin, et à ce qu'ils ne combattent que les lésions les plus superficielles, les plus apparentes, la métrite externe ou les déviations de l'utérus.

Je ne dirai rien de spécial touchant le traitement des autres variétés de dyspepsies symptomatiques, car serait sortir des limites de cet ouvrage. Cependant je ne veux pas terminer ce chapitre sans signaler d'une manière toute particulière la nécessité d'instituer une médication directe et appropriée contre la spermatorrhée, dans les cas où la dyspepsie est intimement liée à cette affection, qui, dans l'espèce, a chez l'homme la même importance étiologique que la leucorrhée chez la femme.

CHAPITRE VIII.

TRAITEMENT PRÉVENTIF DE LA DYSPEPSIE.

Le traitement prophylactique de la dyspepsie peut se formuler en un certain nombre de préceptes hygiéniques :

Manger et boire *modérément*, c'est-à-dire proportionner la quantité des aliments et des boissons aux forces ou aux aptitudes digestives.

Faire un choix intelligent et convenable des aliments et des boissons.

Éviter les aliments réputés indigestes.

S'abstenir, autant que possible, des crudités et des hors-d'œuvre, c'est-à-dire de ces substances plus ou moins réfractaires au travail digestif, qui encombrent l'estomac et le fatiguent en pure perte, sans ajouter aucun élément important aux matériaux de l'absorption.

User très sobrement des condiments et des substances dites excitantes, dont le concours est utile, il est vrai, dans quelques circonstances, mais qui ne sont pas sans inconvénients quand elles sont prises en trop grande quantité, ou quand on en fait un usage intempestif.

Préférer les mets les plus simples aux mets composés, les viandes naturelles, rôties, grillées ou bouillies, aux viandes trop assaisonnées ou trop profondément modifiées par les préparations culinaires.

Apporter le plus de simplicité possible dans l'ordonnance du repas. La profusion et l'excessive variété des mets offrent le double inconvénient de pousser à l'intempérance, et d'introduire dans l'estomac des aliments hétérogènes qui peuvent se nuire réciproquement.

En général, les aliments doivent être pris chauds. Cependant il en est un certain nombre, les viandes blanches par exemple, qui peuvent se prendre indifféremment froids ou chauds.

Il ne faut pas faire usage d'une nourriture exclusive et toujours la même. Autant il importe, comme je viens de le dire, de ne pas trop multiplier les mets dans un même repas, autant il est utile de les varier dans les repas différents, et d'associer les substances végétales aux aliments tirés du règne animal. Non-seulement un régime uniforme engendre la satiété, mais encore la physiologie démontre qu'il devient une cause de troubles dans les fonctions digestives.

Ne pas manger avec précipitation; soumettre les aliments à une mastication convenable, et ne pas les avaler avant qu'ils n'aient été suffisamment broyés par les dents et imprégnés de salive.

Parmi les aliments qui doivent être pris avec une grande modération, je crois devoir mentionner spécialement : les substances grasses, la charcuterie, la pâtisserie, dont on n'abuse que trop à la fin des repas; tous les légumes secs, la plupart des légumes fibreux et herbacés, tels que les choux, les navets, les radis, les betteraves, la salade, le céleri cru, etc. ; et certains fruits : les fraises, les figues, les noix, les noisettes, les pruneaux, etc., etc.

Le pain lui-même, cet aliment par excellence, demande à n'être pris qu'avec une sage mesure. Son usage immodéré peut exposer à de sérieux accidents.

Ce que je viens de dire des aliments est applicable, en grande partie, aux boissons.

Il importe aussi d'en user avec une grande modération ; il faut boire peu à la fois, mais assez souvent.

On fera choix d'une eau limpide, et possédant toutes les qualités de l'eau dite potable. On s'abstiendra des eaux séléniteuses, ou chargées d'une trop grande quantité de substances calcaires.

Quelques personnes s'accommodent très bien d'eau pure; mais, en général, il vaut mieux faire usage d'un mélange d'eau et de vin, dans des proportions convenables.

Le vin doit être préféré aux autres boissons fermentées.

Le vin rouge, pour l'usage ordinaire, est préférable au vin blanc.

Rien de plus funeste que la multiplicité des vins dans un même repas.

Inutile d'insister sur la nécessité d'éviter l'abus du vin pur et des liqueurs alcooliques, une des causes les plus fréquentes et les plus actives de dyspepsie.

Ne pas se faire, autant que possible, une habitude du café et du thé; car l'usage journalier de ces deux boissons finit par les rendre nécessaires, indispensables même à la digestion.

Si l'abus des boissons est nuisible pendant les repas, il l'est infiniment plus encore dans leur intervalle. Je ne saurais trop condamner la mauvaise habitude de prendre, le matin, à jeun, du vin pur et surtout des liqueurs alcooliques.

Autant que possible, on doit s'interdire de boire après les repas, dans la crainte de troubler le travail de la digestion; mais il faut alors s'abstenir particulièrement des boissons froides ou glacées.

Il est important de ne pas trop multiplier le nombre

des repas. On ne saurait, à cet égard, poser des préceptes absolus ; car, si quelques personnes se contentent de deux repas par jour, il en est d'autres à qui trois et même quatre repas sont nécessaires. Ces besoins varient suivant les âges, les sexes, les professions, les conditions sociales et les dispositions individuelles.

Les enfants et les adolescents, pour fournir aux exigences d'un organisme qui s'accroît, peuvent faire généralement quatre et même cinq repas par jour. Au delà de cette limite, la multiplicité des repas n'est pas sans danger pour la santé des enfants.

Les hommes, menant une vie plus active que les femmes, doivent faire un plus grand nombre de repas.

Les gens qui se livrent à des travaux manuels, ceux surtout qui vivent au grand air, qui travaillent dans les champs, digèrent mieux et plus vite que les habitants des villes et que les individus à profession sédentaire ; il est donc utile qu'ils fassent un plus grand nombre de repas, tant pour satisfaire leur appétit que pour réparer leurs forces.

Le nombre des repas doit être encore en rapport inverse de l'abondance des aliments et de leurs propriétés nutritives. Il est évident que, moins les repas sont copieux, et moins les aliments sont nourrissants, plus il importe d'augmenter le nombre des repas ; on doit, en d'autres termes, suppléer par le nombre des repas à l'insuffisance ou à l'infériorité des aliments.

Mais il est une règle dont il ne faut jamais s'écarter, et qui peut servir jusqu'à un certain point à fixer le nombre des repas que l'on peut faire en un jour; cette règle consiste à ne point commencer un nouveau repas avant que la digestion du précédent ne soit achevée. Il est donc utile de mettre au moins quatre heures d'intervalle entre chacun de ses repas; il est plus sage encore, mais il n'est pas indispensable, de les séparer par de plus longues distances, de manière à ne pas imposer à l'estomac un travail incessant et à lui laisser quelque temps de repos.

S'il est nécessaire de mettre entre les repas des intervalles convenables, ces intervalles ne doivent pas être trop prolongés. L'abstinence est aussi nuisible que l'intempérance. L'estomac a besoin de repos; mais il ne faut pas le laisser trop longtemps dans l'état de vacuité, car cet organe ne reste jamais absolument inactif; et il est prouvé que rien ne lui est funeste comme une privation trop prolongée d'aliments. Les jeûnes trop longs sont la source de beaucoup de dyspepsies.

Il est un précepte qui trouve naturellement ici sa place, c'est de manger avec d'autant plus de modération qu'on est resté plus longtemps à jeun et que l'appétit est plus développé. Rien n'est dangereux, rien n'expose à des troubles digestifs sérieux, comme de prendre une grande quantité d'aliments, après une longue abstinence.

Ce précepte s'applique à toutes les conditions de santé ; mais il s'adresse plus particulièrement encore aux convalescents, à ceux surtout qui viennent de subir une de ces maladies graves, qui, comme la fièvre typhoïde ou le choléra, ont porté une atteinte plus ou moins profonde à l'intégrité des organes digestifs, ainsi qu'à l'ensemble de l'économie.

Non-seulement il convient de fixer le nombre des repas selon les besoins de l'âge, du sexe et des conditions individuelles ; mais il n'est pas sans importance, non plus, de les distribuer régulièrement et, autant que possible, à peu près aux mêmes heures. La physiologie démontre que les organes digestifs, vu la nature et le mécanisme de leurs fonctions digestives, ne peuvent que s'accommoder très bien de la périodicité des repas.

Tous les préceptes qui précèdent peuvent se résumer en deux mots : *Sobriété et régularité dans le boire et dans le manger.*

En énumérant les causes de la dyspepsie, j'ai signalé avec tous les auteurs l'influence funeste de quelques professions et de certaines habitudes sur le travail digestif.

Il est bien difficile, j'en conviens, de prévenir complétement les fâcheux effets qui résultent pour l'acte digestif de l'exercice d'une profession. Mais on doit s'efforcer au moins d'atténuer ces effets, de les amoindrir par des soins, par des précautions sagement observées, et que je vais indiquer d'une manière sommaire.

On ne doit point, à la suite des repas, se renfermer dans un espace trop étroit et mal aéré, où l'atmosphère est viciée et la température trop élevée, où, par conséquent, toutes les fonctions ne peuvent que languir, en raison des mauvaises conditions dans lesquelles s'accomplit la respiration. Sous ce rapport je m'inscris vivement contre l'habitude qu'ont certaines personnes d'aller faire leur digestion dans les estaminets, encombrés de monde et obscurcis par la fumée du tabac.

La fréquentation des théâtres immédiatement après les repas ne peut être que nuisible aux personnes d'un estomac délicat et dont les digestions s'accomplissent péniblement. Dans ces conditions, on devrait s'abstenir du théâtre pendant les premières périodes de la digestion, non-seulement pour se soustraire à l'action pernicieuse d'un air confiné, mais aussi pour éviter des émotions qui, par leur violence ou par leur répétition, jettent le plus grand trouble dans les fonctions digestives.

Il ne faut pas, au sortir de table, se livrer à des

études sérieuses, à des travaux intellectuels, à des lectures suivies, et même à des occupations manuelles sédentaires. Outre que l'esprit est peu apte au travail pendant l'acte digestif, chacun sait combien l'immobilité, d'une part, et l'application cérébrale, de l'autre, sont nuisibles à l'accomplissement régulier des fonctions digestives. Les troubles de la digestion sont si fréquents dans ces circonstances, qu'on leur a donné le nom spécial de *dyspepsie des gens de lettres, dyspepsie des hommes de cabinet.*

Je blâme, sans réserve et pour les mêmes motifs, l'habitude généralement reçue de se livrer, après un repas ordinairement copieux et qui réclamerait un peu d'exercice, de se livrer, dis-je, à certains jeux de cartes, aux échecs, aux dames et au tric-trac, qui demandent une attention soutenue, une application sérieuse et des combinaisons extrêmement fatigantes pour l'esprit.

J'ai eu déjà l'occasion de dire qu'il fallait éviter les grandes émotions, les perturbations morales vives, pendant le travail digestif, de peur d'en interrompre le cours ou d'en compromettre la régularité.

Dans l'ordre physique, on évitera avec le même soin les impressions brusques de froid ou de chaud, et le séjour prolongé dans des lieux ou règnent des températures extrêmes.

Rien n'est dangereux comme de se baigner, de

plonger les pieds dans l'eau ou de recevoir une pluie abondante, au sortir de table.

Un exercice modéré et au grand air, s'il est possible, convient avant et après les repas ; avant, pour exciter l'appétit ; après, pour favoriser le travail de la digestion et de l'absorption.

L'exercice qui satisfait le mieux à ces conditions, c'est, sans contredit, la promenade. L'équitation, les manœuvres de la gymnastique et de l'escrime, certains jeux où les membres sont mis en mouvement, concourent également à ce double but, mais seulement quand ils sont accomplis dans une sage mesure et avec une réserve convenable.

Autant je me plais à recommander un exercice *modéré*, avant et après le repas, autant je condamne les mouvements désordonnés, les exercices violents qui impriment aux viscères abdominaux des secousses et des ébranlements nuisibles, et qui provoquent dans la circulation générale une suractivité extraordinaire, également préjudiciable à la régularité de toutes les fonctions de la vie organique. Sous ce rapport, on doit s'abstenir, autant que possible, des travaux qui exigent un développement excessif de force musculaire et des efforts exagérés ; il faut se donner de garde de marcher trop longtemps et trop vite, de courir à perdre haleine, de gravir des lieux escarpés, de hautes montagnes ou des escaliers trop élevés, de parler trop longtemps ou avec passion , de crier, de chanter, de souffler dans des instruments à vent, etc.

Le trot du cheval, les cahotements d'une voiture sont nuisibles à la digestion ; aussi fera-t-on bien de ne pas s'y exposer après les repas, ou de manger fort peu en voyage, afin d'atténuer les inconvénients que je signale.

Enfin, je recommande, avec tous les hygiénistes, de ne pas se livrer au coït immédiatement après les repas et même pendant toute la durée de la digestion.

En traitant de l'étiologie de la dyspepsie , j'ai dit encore que certains individus y étaient plus particulièrement prédisposés, soit en vertu de l'hérédité, soit en vertu de leur organisation. Chez ces sujets, l'observance stricte des préceptes que je viens de poser ne suffit pas toujours pour prévenir le développement de la dyspepsie. Il faut donc non-seulement leur imposer un régime conforme aux prescriptions de l'hygiène, mais souvent encore il est nécessaire de recourir aux agents de la matière médicale dans le but de modifier ces dispositions fâcheuses de l'économie. C'est ainsi que l'emploi préventif et bien dirigé des alcalins, des toniques, des ferrugineux, de la pepsine, de la diastase, de l'hydrothérapie, des bains de mer, des bains sulfureux, etc., peut ajourner pour longtemps, et même indéfiniment, l'explosion de la dyspepsie chez les rhumatisants, les goutteux, les chlorotiques, les scrofuleux, les herpétiques, et chez les individus atteints d'une faiblesse congénitale des organes digestifs.

Je pourrais m'étendre plus longuement sur ce sujet; mais je me contente de cette indication générale et sommaire, laissant à chacun le soin d'en faire l'application suivant les circonstances particulières qui réclament l'intervention des agents thérapeutiques proprement dits, dans le traitement prophylactique de la dyspepsie.

FIN.

TABLE DES MATIÈRES.

PRÉFACE.. I à IV
PROLÉGOMÈNES, OU EXPOSÉ SOMMAIRE DE LA PHYSIOLOGIE DE L'AP-
PAREIL DIGESTIF... 1 à 16
    Des aliments, des condiments et des boissons.............. 1
    Digestion des aliments solides........................... 3
    Digestion des liquides................................... 9
    Digestibilité des aliments............................... 11
    Influence du système nerveux sur la digestion............ 15

CHAPITRE I. — Définition et variétés de la dyspepsie...... 17
    I. — Définition de la dyspepsie.......................... 17
    II. — Variétés... 18

**CHAPITRE II. — Étiologie et pathogénie de la dyspepsie gas-
trique et de la dyspepsie intestinale**...................... 19
    I. — Causes déterminantes................................ 19
      A. Influence de l'alimentation sur le développement de la
      dyspepsie.. 20
        1° Influence des aliments........................... 20
        2° Influence des boissons........................... 22
      B. Influence de la distribution et de l'intervalle des repas.. 24
      C. Influence des conditions organiques et physiologiques
      sur le développement de la dyspepsie................. 25
        Mastication.. 26
        Insalivation....................................... 26
        Digestion stomacale................................ 28
        Digestion intestinale.............................. 33
      D. Influence des idiosyncrasies........................ 37
      E. Influence des habitudes............................. 39
    II. — Causes prédisposantes.............................. 40
        Ages... 40
        Sexe... 42
        Tempérament.. 43
        Constitution....................................... 43
        Chloro-anémie...................................... 44

Pléthore... 44
Hérédité 45
Professions.. 45
Climats et saisons 46
Diathèses.. 46
Cachexies.. 47
Maladies antérieures............................... 47

CHAPITRE III. — De la dyspepsie aiguë, accidentelle, ou indigestion... 49
Définition... 49

I. — Indigestion stomacale......................... 49
Symptomatologie.................................... 49
1° De l'indigestion de faible intensité............ 49
2° Indigestion d'intensité moyenne................. 50
3° Indigestion de forte intensité.................. 51
Marche, durée, terminaisons de l'indigestion stomacale... 52

II. — Indigestion intestinale...................... 54
Symptomatologie.................................... 54
Marche, durée, terminaisons de l'indigestion intestinale... 55
Diagnostic de l'indigestion........................ 56
Pronostic de l'indigestion......................... 61
Traitement de l'indigestion........................ 63

CHAPITRE IV. — De la dyspepsie chronique ou habituelle... 70
I. — Dyspepsie gastrique........................... 70
Symptomatologie.................................... 70
1° Dyspepsie gastrique simple ou atonique.......... 70
2° Dyspepsie gastralgique ou nerveuse.............. 71
3° Dyspepsie gastrique flatulente 72
4° Dyspepsie acide................................. 73
5° Dyspepsie par irritation........................ 73
Symptômes communs aux diverses formes de dyspepsie gastrique... 82

II. — Dyspepsie intestinale........................ 83
Symptomatologie.................................... 83
1° Dyspepsie intestinale simple.................... 84
2° Dyspepsie entéralgique.......................... 84
3° Dyspepsie intestinale flatulente 86

4° Dyspepsie intestinale par irritation................   86
5° Dyspepsie duodénale   88
Symptômes communs aux diverses formes de dyspepsie in-
    testinale   88
Symptômes généraux et sympathiques de la dyspepsie.....   89
Marche, durée, terminaisons de la dyspepsie...........   92
Diagnostic de la dyspepsie.......................   96
    I. Diagnostic de la dyspepsie gastrique..............   97
    II. Diagnostic de la dyspepsie intestinale........... 100
    III. Diagnostic des dyspepsies liées à une lésion fonction-
        nelle de l'appareil digestif...................... 101
    IV. Diagnostic des dyspepsies sympathiques.......... 106
Pronostic de la dyspepsie 112

CHAPITRE V. — Thérapeutique de la dyspepsie............ 116
Des diverses médications de la dyspepsie................. 117
    Médication émolliente... 117
    Médication calmante et antispasmodique............... 118
    Médication révulsive........................... 123
    Médication alcaline 128
    Médication acide... 131
    Médication *dite* absorbante..................... 132
    Médication excitante.......................... 134
    Médication tonique 138
    Médication névrosthénique 145
    Médication diastasique 148
    Médication vomitive........................... 151
    Médication purgative.......................... 152
    Médication altérante 153
    Médication mixte............................. 157
Des moyens généraux (*exercice, gymnastique, massage,
    hydrothérapie*) 157
Médication hydrothermale (*bains de mer; eaux minérales*). 162

CHAPITRE VI. — Du traitement hygiénique de la dyspepsie.. 166
    I. — Du choix des aliments...................... 167
    II. — Du choix des boissons..................... 178

CHAPITRE VII.—Traitement des diverses formes de dyspepsie. 186
    Traitement de la dyspepsie gastrique................... 186

Dyspepsie gastrique simple............................ 186
Dyspepsie gastrique atonique......................... 187
Dyspepsie gastrique par irritation..................... 188
Dyspepsie gastralgique............................... 190
Dyspepsie gastrique acide............................ 193
Dyspepsie gastrique flatulente........................ 195
Traitement de la dyspepsie intestinale................. 199
Des indications thérapeutiques fournies par certaines lésions
    fonctionnelles................................... 202
Traitement des dyspepsies mixtes..................... 205
Traitement des dyspepsies sympathiques et symptomatiques.. 206

CHAPITRE VIII. — Traitement préventif de la dyspepsie.... 211

FIN DE LA TABLE DES MATIÈRES.